中华脉诀精注精译精解丛书

四诊心法要诀

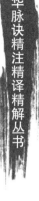

精注／精译／精解

主　编◎陈云志

中国中医药出版社
·北　京·

图书在版编目（CIP）数据

四诊心法要诀精注精译精解 / 陈云志主编 .—北京：中国中医药出版社，2018.6

（中华脉诀精注精译精解丛书）

ISBN 978-7-5132-3379-8

Ⅰ.①四… Ⅱ.①陈… Ⅲ.①诊法－中国－清代 ②《四诊心法要诀》－译文 ③《四诊心法要诀》－注释 Ⅳ.① R241.2

中国版本图书馆 CIP 数据核字（2016）第 102318 号

中国中医药出版社出版

北京市朝阳区北三环东路 28 号易亨大厦 16 层
邮政编码　100013
传真　010-64405750
赵县文教彩印厂印刷
各地新华书店经销

开本 880×1230　1/32　印张 8　字数 172 千字
2018 年 6 月第 1 版　2018 年 6 月第 1 次印刷
书号　ISBN 978－7－5132－3379－8

定价　39.00 元
网址　www.cptcm.com

社 长 热 线　010-64405720
购 书 热 线　010-89535836
维 权 打 假　010-64405753

微信服务号　zgzyycbs
微商城网址　https://kdt.im/LIdUGr
官 方 微 博　http://e.weibo.com/cptcm
天猫旗舰店网址　https://zgzyycbs.tmall.com

如有印装质量问题请与本社出版部联系（010-64405510）

《中华脉诀精注精译精解丛书》
编委会

总 主 编 陈家旭

副 主 编 邹小娟

编 委（排名不分先后）

　　　　陈家旭（北京中医药大学）

　　　　邹小娟（湖北中医药大学）

　　　　薛飞飞（暨南大学）

　　　　祝美珍（广西中医药大学）

　　　　陈云志（贵阳中医药大学）

　　　　倪祥惠（山东大学附属省立医院）

　　　　岳利峰（北京中医药大学东直门医院）

　　　　孙贵香（湖南中医药大学）

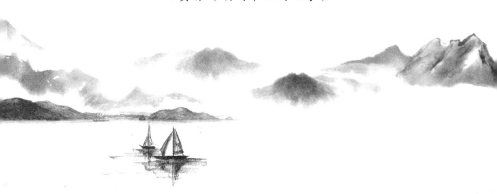

《四诊心法要诀精注精译精解》
编委会

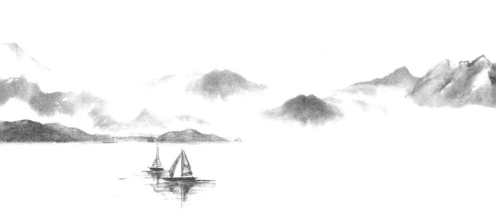

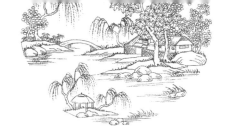

总序言

  中华脉学是中医学的重要组成部分。脉诊是中医人不可或缺的重要技能之一。唐代杰出的医学家孙思邈曾这样说过:"夫脉者,医之大业也。既不深究其道,何以为医者哉!"可以想见,脉学在中医学领域的地位举足轻重。

  早在《黄帝内经》中,就提出了三部九候脉法,在《难经》中则更是提出独取寸口诊脉法,《伤寒杂病论》中也是极其重视平脉辨证的,直到王叔和的《脉经》问世,把脉诊从学术的地位上升到学科的地位。

  脉诊是中医临床工作人员的必备技能。明代著名的医学家徐春甫说:"脉为医之关键,医不察脉,则无以别证;证不别,则无可以措治。医惟明脉,则诚为良医,诊候不明,则为庸妄。"指出脉学是评判医者水平的标准。

  然而,学习脉诊的难度又是业界所公认的。就连脉学的开山祖师王叔和也发出"胸中了了,指下难明"

的感叹；唐代著名医学家许胤宗也有"意之所解，口莫能宣"的感慨，清代闻名遐迩的医学家吴瑭也认为"四诊之法，惟脉最难，亦惟脉最可凭也"。这也说明脉学是中医学里最难学但又最重要的内容。

那么，脉学究竟能不能学好呢？答案是肯定的，但要学好脉学，不背一些脉诀怎么行？然而古今脉诀以歌诀体裁写成，犹怪世夐文隐，年移代革，其中隐藏的深意并非浅学所能窥造，因此，详细注解、翻译、阐发脉诀，对于后学者大有裨益。

"望龙光知古剑，觇宝气辨明珠"，事实上，中华脉学不啻古剑、明珠般宝贵。本套丛书精选《濒湖脉学》《诊家正眼》《脉诀汇辨》《脉药联珠》《四诊心法》《脉诀乳海》书中的脉诀部分，对歌诀进行精细校对，对术语生字详细注解，把歌赋心法进行白话翻译，对疑难重点详细解读。以期从多层面、多角度来阐发脉学真谛，揭开具有"脉理渊微，其体难辨"的脉学的神秘面纱，使"跨越时空、跨越国度、富有永恒魅力、具有现代价值"的中医学绽放异彩。

陈家旭

2017 年 7 月于北京中医药大学

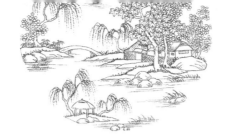

内容提要

本书选自清代乾隆年间大型医学丛书《医宗金鉴》的诊法专篇，主要介绍望、闻、问、切四种诊断方法。原书采用四字诀，朗朗上口，深入浅出，便于初学者记诵，对学习、研究中医诊断学具有较高的参考价值。本次编写，在精选原著歌诀的基础上，进行精心校对，对术语生字详细注解，将歌赋心法以白话翻译，把疑难重点详细解读。

本书适用于中医院校师生、中医临床工作者及广大的中医爱好者阅读参考。

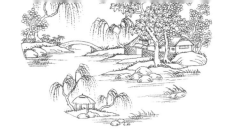

前　言

　　《四诊心法要诀》选自清代乾隆年间由吴谦等人组织编纂的朝廷官方医学教材《医宗金鉴》的第三十四卷，主要是介绍望、闻、问、切四种诊断方法。《四诊心法要诀》以宋代崔嘉彦《四言脉诀》为基础，增删修订而成。原书采用四字口诀，朗朗上口，深入浅出，便于初学者记诵，对学习、研究中医诊断学具有较高的参考价值。

　　此次整理注释该书，以清乾隆七年武英殿刊刻本为底本加以校对、注释。

　　为便于现代中医爱好者阅读理解，本书编写保留了原著的全部歌诀，删去其注释部分。分别按原文、提要、注释、译文、解析进行编撰。原文部分参照人民卫生出版社1985年简体版进行编写。提要部分简要介绍每段所描述的内容和该段落的核心思想。注释部分就原文中难以理解的词语用通俗的语言进行简要解

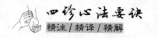
释。根据中医学语言特点，译文部分采用意译，以便于理解。解析部分按照原文，根据临床实际进行适当地补充及拓展，或针对理论，或针对临床运用，以便读者能够举一反三，收获更加丰厚。

对如何学习《四诊心法要诀》，笔者提出以下建议：

一、熟读原文，适当背诵

想要学好中医，各类诊断歌诀、方歌、经络穴位歌诀在学习中医的过程中都是必不可少的。《四诊心法要诀》是这部书最重要的部分之一，字词简洁，工整押韵，内容准确。脉诀类的书历史上不少，要么学术性不够强，要么内容繁杂、篇幅太长，而像本书中这样既简洁又准确的确实少有。如："三部无力，按之且小，似有似无，微脉可考；三部无力，按之且大，涣漫不收，散脉可察。"仅仅32个字就将散脉、微脉的共同点和区别描述得淋漓尽致，非常适合初学者背诵学习。

二、积极临床，活法圆通

"熟读王叔和，不如临证多"，意味着不但需要熟读、熟记、理解原文，还需要到临床实际运用。本书是十分贴近临床实际的，比如："好言者热，懒言者寒。言壮为实，言轻为虚。言微难复，夺气可知。谵妄五伦，神明已失。"原文描述了如何通过闻诊辨别寒热、虚实、气脱、失神的法则，寥寥数字就将几个证候最关键的鉴别点讲清楚了，学者自然可以将其运用到实际的临床工作中。

再如，初学者常常感觉脉诊中相似脉难以区分，如弦脉和紧脉，"弦细端直，且劲曰弦。紧比弦粗，劲左右弹。"说明二者都是指下很硬的脉象，而粗细是区别二者的要点。

三、理解大意，莫钻死理

由于中医学理论常常是在当时的历史条件下为了解释人体生理病理现象而借用许多外来理论构成的，故而难免有少数牵强附会甚至明显错误的理论，如本书中的"男左女右""鬼祟"等，因此读者需要加以甄别，弃其糟粕，取其精华。

由于笔者才疏学浅，书中难免有很多解释不当，甚至错误之处，希望同道能够提出宝贵意见。

陈云志

2017 年 11 月

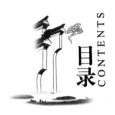

目录 CONTENTS

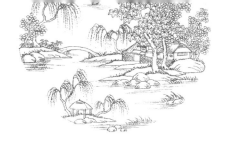

第一章　总　纲

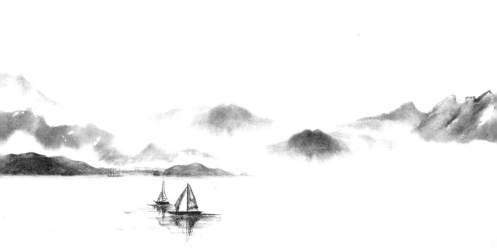

【原文】

望以目察，闻以耳占①，问以言审②，切以指参。明斯诊道，识病根源，能合色脉，可以万全。

【提要】

描述中医望、闻、问、切四种诊断方法。

【注释】

① 占：取得。
② 审：推究。

【译文】

望诊，医生通过眼睛对病人进行诊察而收集资料。闻诊，医生用耳及鼻辨别病人的声音及气味而收集临床资料。问诊，医生和病人语言交流，了解病人疾苦。切诊，医生用手指或手掌切按病人的脉象和身体某些部位诊察疾病。综合运用望、闻、问、切四种诊断方法，才能作出较为正确的诊断。用之治疗疾病，则能取得较好疗效。

【解析】

机体外部表现与体内脏腑的生理、病理改变具有密切联系。脏腑功能、气血充盈及运行的变化必然会引起外在的表现，脏腑经络气血病变也可通过体表表现出来。故通过认真观察体表的外在表现，可以推测出机体内部脏腑功能、气血充盈及运动变化规律。疾病的发生和发展一般表现为外在症状、体征、舌象和脉象等。因此，通过望、闻、问、切等诊断方法，把表现于体外的症状、体征、舌象、脉象等资料进行详细收集、整理、综合分析，可以判断疾病所在脏腑、经络及疾病的本质，从而作出相应诊断。

望诊，医生通过眼睛对病人表现出来的神、色、形、态及局部进行仔细观察，根据病人各部位的异常改变，推测脏腑、气血等的病情变化。闻诊，医生通过耳、鼻辨别病人发出的各种声音、身体发出的气味、病室的气味，以诊断病情的一种方法。问诊，医生通过与病人语言交流，了解病人的病苦、感受及疾病的发生发展、诊治经过等。切诊，医生用手指或手掌切按病人的脉象和身体某些部位来诊察疾病。综合望、闻、问、切四诊收集的资料，再结合疾病发生的外环境和发病时间、发病条件等，才能作出较为正确的诊断。用之于疾病治疗，则能取得较好的疗效。望、闻、问、切是中医诊断疾病的基本方法，古人认为"望而知之谓之神，闻而知之谓之圣，问而知之谓之工，切而知之谓之巧"。医生需要掌握运用四诊的基本方法，临床诊病强调四诊合参。在进行诊断时要掌握中医诊断学的基本原则。

首先是审察内外，整体辨识。中医学基本特点之一是整体观念，人自身是一个有机的整体，体内的脏腑与体表、四肢、官窍连为一体；人又与外界环境（自然环境、社会环境）形成统一的整体。当机体某一脏腑功能发生改变，可在体表表现出来，局部病理改变可能是机体全身病变在局部的反映。同时，疾病的发生发展与外环境有一定的相关性。在诊察疾病时，既要通过其外在表现，判断内在脏腑功能、气血等情况。把患者的患病情况与自然环境联系起来加以辨别，作出正确的诊断。

其次要辨证求因，审因论治。是指在完整收集资料、整理资料的基础上，对资料加以综合分析，寻求疾病的本质，作为论治的主要依据。注意临床要求四诊合参，病证结合，运用不同的诊断方法来完整收集病人的临床资料，不能只强调某一诊法而忽视其他诊法。同时临床中要注意病证结合，在确诊疾病的基础上再辨证，把辨病和辨证有机结合起来，以便作出更加确切的诊断。

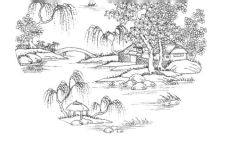

第二章　望　诊

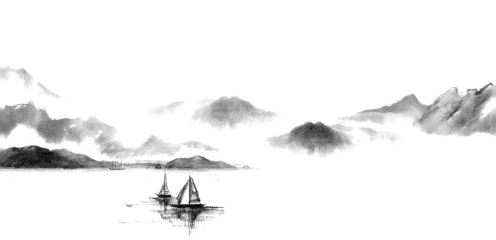

一、五色诊病

【原文】

五行五色，青赤黄白，黑复生青，如环常德[①]。

【提要】

简要描述五行与五色的关系。

【注释】

① 常德：有规律地循环不停。

【译文】

用五行来说明五脏配合五色，五色包含青、赤、黄、白、黑五种色泽，木、火、土、金、水之间既有相生，也有相克，不断循环。

【解析】

望诊中，色诊主要围绕颜色与光泽度进行判断，并以五行学说来说明五脏与五色的配合关系。木、火、土、金、水之间既有相生，也有相克，不断循环。主要从颜面五色及光泽上的反映来辨析脏腑、气血等功能正常与否。颜面部或其他部位所出现的青、赤、黄、白、黑五种色泽，可以推测肝、心、脾、

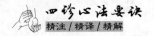

肺、肾等脏腑、气血是否正常或病变情况。提示望诊时结合五行生克关系解释五色之间的关系。

【原文】

变色大要，生克顺逆。青赤兼化，赤黄合一，黄白淡黄，黑青深碧，白黑淡黑。白青浅碧①，赤白化红，青黄变绿，黑赤紫成，黑黄黧②立。

【提要】

五色的转化与生克关系。

【注释】

① 碧：青绿色的玉石。
② 黧：音 lí，指黑里带黄的颜色。

【译文】

按照五色之间的生克关系可辨别疾病顺逆。相生的有：青赤、赤黄、黄白、黑青、白黑之间的关系。相克的有：白青、赤白、青黄、黑赤、黄黑之间的关系。

【解析】

根据五行学说，人的五脏化生五色。青属肝木之色，赤属心火之色，黄属脾土之色，白属肺金之色，黑属肾水之色，是属于五行所化正常之色，如在疾病状况下提示正病的正色。五色的表现，以鲜明、润泽、含蓄不露为佳；以暗晦枯槁、暴露为不佳。相生的顺色与相克的逆色对疾病预后顺逆判断如下：

病色相应		病色不相应（病色交错）			
五脏病	病色	相生为吉（顺证）		相克为凶（逆证）	
		色生病	病生色	病克色	色克病
肝	青	黑	赤	黄	白
心	赤	青	黄	白	黑
脾	黄	赤	白	黑	青
肺	白	黄	黑	青	赤
肾	黑	白	青	赤	黄
正病正色		吉中之顺	吉中小逆	凶中之顺	凶中之逆

临床诊断时，根据五色的变化，可以推测脏腑病变的预后。如：脾病见黄色为正病正色，是病色相符的表现。若见白色或赤色，是病色相生，属顺证，一般预后较好属吉象。若见青色或黑色，是病色相克，属逆证，一般预后较差属凶象。以此类推。但临床运用中，需要四诊合参，不能以此作出片面的诊断。

【原文】

天有五气，食人入鼻，藏于五藏，上华面颐①，肝青心赤，脾藏色黄，肺白肾黑，五脏之常。

【提要】

五脏与五色的关系。

【注释】

① 颐：音 yí，面颊。

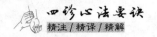

【译文】

自然界有五气，风、寒、暑、湿、燥，对人体五脏起到资生营养机体的作用。五脏精气上荣于面部，在面部颜色表现为肝色青，心色赤，脾色黄，肺色白，肾色黑，是五脏表现出的正常面色。

【解析】

用人与自然界的关系解释五脏各有其主色，五色受外界自然环境的影响。五脏精气，结合饮食，形成五脏各自所主的色泽，反映于颜面部位。《素问·六节藏象论》曰："天食人以五气，地食人以五味。五气入鼻，藏于心肺，上使五色修明，音声能彰。五味入口，藏于肠胃，味有所藏，以养五气，气和而生，津液相成，神乃自生。"肝色青，心色赤，脾色黄，肺色白，肾色黑，都是依靠自然界五气的供养，结合饮食的气味，通过五脏的功能转化而显现于颜面部，表现为五脏的正常色泽。

【原文】

藏色为主，时色为客。春青夏赤，秋白冬黑，长夏四季，色黄常则①，客胜主善，主胜客恶。

【提要】

主色和客色的概念及临床意义。

【注释】

①常则：一般规律。

【译文】

五脏在正常情况下表现各自的颜色叫主色，人与自然关系密切，随四时季节气候、环境的改变及饮食的影响，会出现出不同的面色，称为客色。客色随着四时环境等变化而出现变化。春气通于肝，其色为青；夏气通于心，其色为赤；秋气通于肺，其色为白；冬气通于肾，其色为黑；长夏四季之气通于脾，其色为黄。面色表现为脏气所生者为主色，结合岁气所化者为客色。主客色表现为相生者，一般预后较好。如果表现为主客色相克，则预后不佳。

【解析】

主色，就是五脏的正色，与人的种族遗传（体质禀赋）密切相关，是人一生不会改变的基本肤色或面色，具有相对稳定的特征。由于民族、环境、禀赋、体质差异、生活环境及生活习惯等的不同，每个人皮肤颜色不完全一致。中国人属黄色人种，主色是红黄隐隐，明润含蓄。人与自然环境相应，四时、昼夜、生活环境、饮食等差异的影响，面色也会出现相应改变，这种随外在环境相应改变的肤色叫作客色。年龄、起居、寒暖、情绪等变化，也可引起面色变化，也属于客色。"客胜主善"，是说环境改变导致的肤色改变，是正常的，故说岁气胜人气是顺的。否则，脏气颜色不随着季节、环境等转变，如原来黄润的面色，到春天并不随时令而稍稍转青，却出现了白色，或者当赤反而出现黑色，当白反而出现赤色，当黑反而出现黄色，当黄反而出现青色等，即为不正常的现象，因此

"主胜客恶"是说主色不随环境的改变而改变，即人气胜岁气是逆的，预后较差。故在诊断疾病时候，要善于观察辨别颜色的改变。主色、客色都属于正常的颜色，不是病色。如果出现主、客色变化正常规律以外的一些异常的颜色，又不是因为饮食、起居、劳倦、情志等影响，那就是病色。

【原文】

色脉相合，青弦赤洪，黄缓白浮，黑沉乃平。已见其色，不得其脉，得克则死①，得生则生。

【提要】

色、脉的相合关系。

【注释】

① 死：指预后不佳。

【译文】

望色和诊脉有相合相应和不相应的情况。一般情况下，色与脉应该相应，如色青脉弦，色赤脉洪大，色黄脉缓，色黑脉沉为色脉相应。不相应就是疾病的表现，如红色不见洪脉，青色不见弦脉，黄色不见缓脉，白色不见浮脉，黑色不见沉脉，为色脉不相合。色脉相克则预后不佳，色脉相生则预后较好。

【解析】

中医望色诊断的时候，当以病人出现的青、黄、赤、白、黑五种颜色，结合五脏、五时、五脉等，认真理解其错综复杂的变化。一般情况下，凡病人面色青，脉象弦；面色赤，脉象洪；面色黄，脉象缓；面色白，脉象浮；面色黑，脉象沉。在配合五时的情况下出现的，属色脉相合，是无病的表现，如肺病面现白色，出现浮脉，则属疾病过程中的色脉相符规律；但如出现洪脉，按五行学说属火克金，就是逆证，比较凶险；若出现缓脉，按五行学说属土生金，这个病就是顺证，比较容易痊愈。其他各色各脉的相应与否，以此类推。临床具体运用上要灵活。

【原文】

新病脉夺①，其色不夺。久病色夺，其脉不夺。新病易已，色脉不夺。久病难治，色脉俱夺。

【提要】

新病、久病色脉的改变。

【注释】

① 夺：失去正常的现象。

【译文】

脉夺，指表现为微、细等无力的脉象。色夺，指面色晦暗，枯槁少神失去光泽的现象。新病患者，正气突然受到外邪的侵袭干扰，在脉象上可能出现微、细等无力的感觉，但病症属初起，面色表现光明润泽。但久病的患者，患病时间较长，神气已逐渐衰弱，面色就会变得枯槁暴露，失去光泽，而脉象却没有明显改变。如果新病患者脉象有力、面色光明润泽的现象，这种新病预后是较好的，也是容易治愈的。久病患者而脉微细、面色出现晦暗枯槁的现象，预后不好，比较难于治愈。

【解析】

上述理论应该灵活掌握，不宜机械套用，总之以精神、色泽为主。中医诊病强调精神及气色，这与疾病的性质、轻重，病程的长短，病人体质的强弱，都具有密切联系。如新病外感初起，患者面色发赤，或久病面白少神，一般应看作是色病相符。相反，如果新病外感初起，出现面色青白少神无光泽，而虚劳久病患者突然出现面色泛红，时隐时现，就是色病不符，预后多不良。新病、久病患者，病程的不同，脏腑功能、气血津液、神、色之间总会出现盈亏盛衰的不同情况，应当综合病人的全身情况进行分析。总之，精神、色泽是临床非常重要的辨证依据。面色有神，脉应有力，即使有病患，一般预后较好。

【原文】

色见皮外，气含①皮中。内光外泽，气色相融。有色无气，不病命倾②。有气无色，虽困不凶。

【提要】

望诊时色与泽之间的关系。

【注释】

①含：含藏。
②倾：倾向、倾塌，此处指病危。

【译文】

五色即青、黄、赤、白、黑，是显露于皮肤外面的颜色，五气是隐隐约约藏于皮肤之中。正常情况下，皮内有隐隐约约，润泽光亮的五色之气从皮肤纹理之间透露出来，则说明"气色并至"，是无病的表现。若是皮外见到五色，而无皮内光泽明润之气，则病情多较严重，预后较差。

【解析】

精神与气色，体现人体脏腑功能的强弱、气血盛衰和疾病的轻重。颜面部的五色，是脏腑精华之气的外在反映。色随着气上荣于面部，色与气密切联系在一起。五色显露在皮肤外，五气隐隐现于皮肤之中。在长期的临床实践中总结出来"得神者昌，失神者亡"和"失神者死，得神者生"，说明诊察病人时，如果精神焕发，表情自然，目光炯炯有神，运动灵活，言语流利，神志清晰，即使色脉不太相符，一般预后较好。如果色脉虽然相符，而目暗睛迷，精神呆钝，五色暴露，枯槁晦暗，则属于病重凶险，预后较差。望色时必须结合病人所处人群的常色及病人在未生病时的肤色进行比较判断。局部色泽的改变，还应与其自身对应部位的正常肤色进行比较判断。望色时应结合病人的整体面色为主，并根据面色的明润含蓄、晦暗枯槁来辨别病情轻重和估计预后。实际应用中，必须四诊合参，要灵活掌握，不可拘泥。面部色泽的改变除了疾病导致发生异常面色外，还需结合昼夜变化、光线强弱、地域环境、气候因素、情绪波动、饮食种类等综合分析，以免导致误诊。

【原文】

缟①裹雄黄，脾状并臻②，缟裹红肺，缟裹朱心，缟裹黑赤，紫艳肾缘，缟裹蓝赤，石青属肝。

【提要】

五色的正常表现。

【注释】

① 缟：音 gǎo，未经染色的绢布。

② 臻：音 zhēn，来到。

【译文】

五脏反映在颜面上的正常色泽，应该气色并至，光明润泽，含蓄不露。如：脾的气色并至就像是白色罗绢包裹着雄黄，黄中透红。肺的气色并至像白色罗绢包裹着红色，红中透白。心的气色并至像白罗绢包裹着朱砂，白中透红。肾的气色并至像白罗绢包裹着黑色，黑里透紫。肝的气色并至像白罗绢包裹着蓝赤色，透出石青色。

【解析】

以缟和雄黄、朱砂等颜色直观地描述五种色泽。临床上见到的面色，不一定完全同这些实物一模一样，应在临床实践中认真观察，仔细揣摩，多做比较，才能逐渐领会其精髓。望色包含观察皮肤颜色及皮肤光泽两个方面。皮肤颜色一般分成青、赤、黄、白、黑等五种，正常情况下能反映机体脏腑功能、气血盛衰和气血的运行状况，生病情况下能反映疾病的寒、热、虚、实性质和病变的脏腑定位。皮肤光泽指皮肤颜色的荣润或枯槁，能判断脏腑精气的盛衰及病情的轻重。面色荣润，光泽明亮者，提示脏腑精气未衰，多见于无病或轻病患者。面色晦暗，枯槁暴露者，提示脏腑精气衰败，多见于重病患者。人体皮肤颜色需要脏腑精气、气血的充养而色泽体现于外，观察皮肤的颜色与光泽可以大致判断脏腑精气、气血盛衰的情况。临床诊断病情的时候，无论见到何种颜色，有光泽者，为有色有气，提示脏腑精气未衰。无光泽者，提示脏腑精气衰败。观察皮肤颜色与皮肤光泽的时候，一般情况下以皮肤光泽对判断病情轻重和预后更为重要。

【原文】

青如苍壁①，不欲如蓝。赤白裹朱，衃②赭③死原。黑重漆炱④，白羽枯盐。雄黄罗裹，黄土终难。

【提要】

善色与恶色的表现。

【注释】

① 苍壁：青色的玉石。

② 衃：音 pēi，瘀血，呈赤黑色。

③ 赭：红褐色。

④ 炱：音 tái，烟气凝积而成的黑灰。

【译文】

青色，要像青色的玉一样，色青而光明润泽有生气，不要像蓝靛叶子那样色青而晦暗枯槁无光泽无生机。红色，要像白色罗绢裹朱砂那样，白里透红而明润鲜活，不要像败血或代赭石的颜色，晦暗无光泽而干枯。黑色，要像油漆那样，光明润泽，不要像烟煤那样枯槁晦暗。白色，要像鹅毛白洁，光亮而润滑的样子，不要像枯骨或枯盐那样白而无光，枯槁晦暗，没有生气。黄色，要像白色罗绢包裹着雄黄，黄中透红，而不要像干燥的黄土那样干枯晦暗无光泽。

【解析】

这里简要介绍五色的正常与否，即气至与气不至的表现。四时五脏疾病所致的脏腑精气未见衰竭，即有胃气，表现为气、色一致，表现为光明润泽，含蓄不露，一般预后比较良好。如果四时五脏疾病所致的脏腑精气功能衰退，无胃气，表现为晦暗暴露，枯槁无光，一般预后比较差。但临床不可固执，呆板，一定要灵活运用。病色的特点表现为晦暗暴露。晦暗，指面部皮肤枯槁没有光泽。暴露，指某种面色异常显露于皮肤之外，是脏腑精气衰竭，或真脏色外露的临床表现。病色包括善色和恶色。善色指虽然面色表现异常，但明润含蓄有光，提示病情较轻，脏腑精气未衰竭，胃气能上荣于面，多见于新病、轻病、阳证患者，预后较好。恶色指面色表现异常，枯槁晦暗无光，提示病情较重，脏腑精气衰竭，胃气不能上荣于面，多见于久病、重病、阴证患者，预后较差，故称恶色。

【原文】

舌赤卷短，心官病常。肺鼻白喘，胸满喘张。肝目眦^①青，脾病唇黄。耳黑肾病，深浅分彰。

【提要】

说明望面部及五官色泽来诊断五脏疾病的情况。

【注释】

① 眦：音 zì，上下眼睑的接合处。

【译文】

心开窍于舌，舌为心之官，舌质红和舌体短缩，多见于心病。肺开窍于鼻，鼻为肺之官，鼻色发白，伴喘促无力，胸部满闷，多见于肺病。肝开窍于目，目为肝之官，眼部出现青色，多见于肝病。脾开窍于口唇，口唇为脾之官，口唇出现黄色，多见于脾病。肾开窍于耳，耳为肾之官，耳色青黑，多见于肾病。临床需根据颜色深浅来辨别病情的寒热虚实。

【解析】

脏腑与形体官窍连结为一体。心开窍于舌，舌为心之外候，正常的舌色是淡红色，舌面润泽，正常的舌形柔软而伸缩活动自如。如果舌色鲜红，比正常的淡红色加深，或见到舌形缩短，运动不灵活，多见于邪气偏盛的心病；如果舌色淡红湿润，舌形缩短，多见于正气偏虚的心病。肺开窍于鼻，鼻为肺之外候，鼻色发白，伴鼻翼煽动、喘促、痰多、胸部胀满等症状，多见于邪气偏盛的肺病；如果见到鼻色白，咳喘无力，多见于正气偏虚的肺病。肝开窍于目，目为肝之外候，眼睛青色较深，多见于邪气偏盛的肝病；眼睛青色浅淡的，多见于正气偏虚的肝病。脾开窍于口唇，口唇为脾之外候，口唇出现深黄色，多见于邪气偏盛的脾病；口唇浅黄色，多见于正气偏虚的脾病。肾开窍于耳，耳为肾之外候，耳色深黑，多见于邪气偏实的肾病；耳色浅黑，多见于正气偏虚的肾病。五官的色泽改变可反映五脏的病变，一般以颜色的浅深与光泽的润枯荣润来辨别脏腑病变的虚实。一般情况下，五官的色泽比正常色泽加深的，多见于实证；比正常色泽稍浅的，多见于虚证。但临床不可胶着。

【原文】

左颊部肝，右颊部肺，额心颏①肾，鼻脾部位。部见本色，深浅病累，若见他色，按法推类。

【提要】

以颜面部五脏分布的色泽差别，诊断各脏腑病变。

【注释】

颏：音 kē，脸的最下部分。

【译文】

面部五脏的定位，一般以面颊左侧属于肝，面颊右侧属于肺，额部属于心，下颏属于肾，鼻部属于脾。各部位按五脏分候出现相应本脏颜色，按不同颜色深浅判断五脏的病变。如出现比正常的本脏色泽变浅或加深，或出现与本脏正色不同的颜色，都属于病色。这时按照五行相生相克关系推测病情变化及预后。

【解析】

根据颜色反映在颜面五部中的某一个部位，来诊断某一脏腑发生的疾病。《素问·刺热》曰："肝热病者，左颊先赤；心热病者，颜先赤；脾热病者，鼻先赤；肺热病者，右颊先赤；肾热病者，颐先赤。"一般情况下，心显露在外的颜色为赤，肝显露在外的颜色为青，脾显露在外的颜色为黄、肺显露在外的颜色为白，肾显露在外的颜色为黑。正常情况下颜色深浅适度，光明润泽。如果出现了比正常的本脏色浅淡或深浓，都属于病色。右颊属于肺的部位，见到白色是肺部本色，如见到白色加深或变浅，是肺脏本病。若见到黑色，按照五行学说中肺金（母）生肾水（子）的相生关系，叫作"子盗母气"，属于虚邪；若见到黄色，即肺部出现了脾脏的色泽，按照五行学说中脾土（母）生肺金（子）的相生关系，叫作"母助子气"，属于实邪；若是见到赤色，即肺部出现了心脏的色泽，按照五行学说中心火克肺金的相克关系，叫作贼邪；若是见到青色，即肺部出现了肝脏的色泽，按照五行学说中肺金克肝木的相克关系，叫作微邪。其他如左颊、额、颏等部位，同样可以按照五行之间的相生相克关系，来诊断各脏疾病之间的相互影响及推断疾病的预后。

【原文】

天庭①面首，阙②上喉咽，阙中印堂，候肺之原。山根③候心，年寿候肝，两傍候胆，脾胃鼻端。颊肾腰脐，颧下大肠，颧内小府，面王子膀。当颧候肩，颧外候臂，颧外之下，乃候手位。根傍乳膺④，绳上候背，牙车下股，膝胫足位。

【提要】

头面部色泽按照上部配头，中部配脏腑，下部配足，进行望诊的方法。

【注释】

①天庭：前额的中央。

②阙：两眉之间。

③山根：鼻梁。

④膺：音 yīng，胸部。

【译文】

天庭，即前额部，主头面部相关疾病的位置。印堂的上面，叫作阙上，主咽喉部相关疾病的位置。两眉之间，叫作印堂，又称阙中，是肺部相关疾病的位置。印堂略向下，在两眼之间，叫作山根，又叫下极，是心相关疾病的位置。在下极下面，即鼻梁部，叫作年寿，是肝相关疾病的位置。在年寿即鼻梁两旁，是胆相关疾病的位置。年寿下面是鼻的尖端，称为鼻准头，是脾相关疾病的位置。准头两侧鼻孔之上，叫作方上，是胃相关疾病的位置。两耳前方偏下的两颊，是两肾的部位，两肾位居背脊，与腰脐相对，是腰脐相关疾病的位置。颊内颧骨下面，是大肠相关疾病的位置。颧骨内侧，是小肠相关疾病的位置。从鼻端的准头上到天庭，这一部位，统称为明堂。从准头下至颏，称为面王，面王包括人中、承浆的部位，是子处（即精室、子宫）和膀胱相关疾病的位置。两颧内侧方，是肩部相关疾病的位置。颧骨的外侧，是臂部相关疾病的位置，颧骨的外下方，是手部相关疾病的位置。山根两傍位在偏颧骨内侧的上方，相当于两眼内眼角的地方，叫作根傍，是前胸乳部相关疾病的位置。两面颊是腰肾相关疾病的位置。从两颊外侧向上，相当于额部两侧的转角处，叫作绳骨，是背部相关疾病的位置。向下至颊骨下方，叫牙车骨，是下肢、股、膝、胫、脚相关疾病的位置。

【解析】

面部脏腑部位分布与上节的脏腑部位分布，两种方法有一定的差异性。颜面部分布按照上配上，下配下的原则，以额部主头面；五脏依次按肺、心、肝、脾、肾，向下安排在中央。六腑则分布在颜面部的两侧，肢节又分布在六腑的旁边。据此，依据各处色泽变化，初步推测相应脏腑的功能及病变情况。面部脏腑分布和上节的脏腑相关分布，两种方法虽然有一定的差异性，临床当结合不同病证以取舍，对各部位的观察不得机械呆板，需灵活运用。

【原文】

庭阙鼻端，高起直平。颧颊蕃①蔽②，大广丰隆，骨胳明

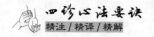

显，寿享退③龄，骨胳陷弱，易受邪攻。

【提要】

从人体五官的外观情况，推测身体的强弱与健康与否的诊断方法。

【注释】

① 蕃：音 fán，颊。

② 蔽：音 bì，两耳门。

③ 退：音 xiá，长久。

【译文】

气血充足、精力旺盛、体质强壮的人，从天庭、印堂到鼻头端高起平直端正，色泽正常润滑。两颧及两颊、两耳门等部位较为丰满，骨骼粗壮、肌肉结实有力者，多为健康长寿的表现。反之，如果骨骼脆弱，肌肉瘦削的人，则是形体衰弱的表现，较容易受到疾病的侵袭。

【解析】

望形体的体型特征如高矮、胖瘦、强弱及躯干四肢、皮肉、筋骨等可推测脏腑精气的盛衰，脏腑功能内盛则显于外为强大，表现为骨骼粗大而坚实，肌肉强健而有力，皮肤润泽而细腻者，反映其脏腑精气充实，功能协调，即使有病，预后多佳。脏腑虚衰则显于外为弱小，表现为骨骼细小而柔弱，肌肉消瘦而无力，皮肤干涩且枯槁，反映脏腑精气亏虚，功能减退，体弱易病，预后较差。观察形体的强弱，可大致了解脏腑功能的虚实和气血精气的盛衰。面色荣润光彩，含蓄不露，脉律整齐有力是心气充盛，气血调和的表现；面色枯槁无光，晦暗暴露，脉律不齐无力，属心气血亏虚的表现。皮肤荣润光泽，腠理致密，呼吸调匀是肺气充沛的表现；皮肤枯槁，腠理疏松，属肺气亏虚，营卫不足的表现。肌肉丰厚，坚实强劲有力，是脾胃运化功能旺盛，气血充足的表现；肌肉消瘦，软弱无力，属脾胃运化功能失常，气血亏虚的表现。关节运动灵活，行动自如，是肝血充盛，血养经筋的表现；关节屈伸不利，活动受限，属肝血不足，筋失所养的表现。骨骼粗壮坚实，是肾气充盛的表现；骨骼细小脆弱，属肾气不足的表现。

【原文】

黄赤风热，青白主寒，青黑为痛，甚则痹挛[①]，恍白脱血，微黑水寒，痿黄诸虚，颧赤劳缠。

【提要】

讲述五色的主病。

【注释】

挛：音 luán，手脚蜷曲不能伸开。

【译文】

黄色与红色一般反映风、热等病证；青色、白色一般反映寒证；青色、黑色一般反映痛证，甚则见经脉痹阻、拘急、痉挛；色白而淡提示失血；面色微黑主肾虚、寒证，面色萎黄见

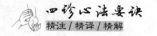

于虚证；两颧潮红，多见于痨证。

【解析】

临床诊断时，黄色、红色常提示风、热证，如黄而鲜明者，多见湿热内蕴为患。黄色多因脾失健运，水湿不化，或脾虚运化功能减退，气血生化乏源，导致肌肤失于充养，或水湿内停，与寒、热之邪结合，形成寒湿证或湿热证。若面色淡黄而眼睛不黄者称为萎黄，多见于脾胃虚弱；面黄而虚浮者，称为黄胖，多见于脾虚失运，水停于内；黄而鲜明如橘皮色者，伴眼睛巩膜发黄者，称为阳黄，见于湿热熏蒸，胆汁外泄所致；黄而晦暗如烟熏者，伴眼睛巩膜发黄者，称为阴黄，见于寒湿内阻，胆汁外泄所致。

红色主热证，热盛则脉络充盈扩张，血色上荣于面所致。实热证者，满面通红；虚热证者，两颧潮红。若久病、重病病人，突然面红如妆，时隐时现者，多为戴阳证，是精气耗竭，阴不敛阳，虚阳上越的危险证候表现。

青色、黑色多为经脉阻滞，气血运行障碍所致。寒主收引、主凝滞，寒盛而血脉凝涩，致气滞血瘀，不通则痛，发为痹症。肝病血不养筋，则风气内动，或寒主收引，则经脉拘急、痉挛。故青色主病多为寒证、痛证、气滞血瘀证、肝病、小儿惊风证等。若面色青黑，多见于阴寒内盛；面色青灰，口唇指甲青紫者，多见于心血瘀阻证；小儿面色青紫，鼻柱、眉间及口周明显，伴高热者，多是惊风先兆。

黑色主病多为肾虚证、水饮证、寒证、痛证及瘀血证。面黑而焦枯者，多见于肾精耗伤，虚火内盛；眼眶周围发黑伴浮

· 28 ·

肿者，多见于肾虚水泛证；面色黑而浅淡，多见于肾虚，水饮内停；面色青黑，伴剧痛者，多见于寒凝瘀阻证。

白色为气血亏虚的表现。面色㿠白而虚浮，多见于阳气不足；面色苍白，多见于阳气虚脱，或大失血；面色淡白且身体消瘦者，多见于血虚不荣。

【原文】

视色之锐[1]，所向部官。内走外易，外走内难。官部色脉，五病交参。上逆下顺，左右反阽[2]。

【提要】

观察颜色的注意事项。

【注释】

①锐：感觉灵敏。
②阽：音 diàn，险境。

【译文】

一般说来，观察颜色要有敏锐的洞察力，熟悉各脏腑在颜面的分布。从脏传腑，从腑传表，表明从内部传向外部，是预后较好的病症；若从表传腑，从腑传脏，表明从外部传向内部，是预后较差的病症。同时结合五官本身颜色深浅和润泽枯槁及脉象的变化来综合判断。凡是病色在面部表现由下向上的，预后较差，由上向下的，预后较好。男子以左为主，女子以右为主。男性患者的病色从左冲向右，称为从；自右冲向左，称为逆。女子患者的病色从右冲向左，称为从；自左冲向

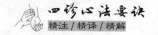
右，称为逆。从是顺的意思，逆是危重的现象。

【解析】

望色时必须把病人的面色与正常人的面色加以比较判断，同时要注意比较病人无病时皮肤颜色与生病时的皮肤颜色的改变。要善于观察病人局部色泽的改变，同时要与其自身相关部位正常颜色比较，结合五行生克顺逆的理论及其他方法综合分析判断。望色当以病人的整体面色的辨别为主，以荣润含蓄或晦暗枯槁判断病情的轻重，估计预后。凡病色从下颏冲向明堂至额部，为逆证；从明堂下压而至下颏，为顺证。临床应用时不可机械刻板。

【原文】

沉浊晦暗，内久而重。浮泽明显，外新而轻。其病不甚，半泽半明。云散易治，抟①聚难攻。

【提要】

根据面部五色浅、深、明、晦、聚、散等情况辨别疾病的新、久、轻、重、难治、易治的诊断。

【注释】

①抟：音 tuán，聚集。

【译文】

五色隐于皮肤内而兼晦暗混浊无光泽，表示疾病在里，是久病与重病的表现。五色显露在皮肤间浅浮而光明润泽，表示疾病在外，是新病与轻病的表现。五色比较疏散，说明病情较轻，容易治疗。五色表现比较集中于某一部位，说明病情较重，难于治疗。

【解析】

《望诊遵经》望色十法简要介绍：十法，就是浮、沉、清、浊、微、甚、散、抟、泽、夭。浮沉：色泽显现于皮肤之上的叫作浮，隐藏于皮肤之内的叫作沉。浮表示疾病在表，病位较浅，在腑；沉表示疾病在里，病位较深，在脏。清浊：清是色泽光明润泽，浊是色泽枯槁晦暗。色清者病在阳，色浊者病在阴。微甚：微是色泽浅淡，甚是色泽深浓。微是正气虚弱，甚是邪气偏盛。散抟：散是色泽疏散，抟是色泽聚集。色散多是病邪将解散，色抟多是病邪将聚集。泽夭：泽是色泽润泽光亮，夭是色泽枯槁晦暗。辨泽夭可以辨别生死成败。望色十法可分析判断病情的表里、阴阳、虚实、新久、轻重、善恶及疾病的预后等情况。病人的肤色改变，凡表现为沉、浊、甚、抟、夭的，多属里证、久病、重病；反之，表现为浮、清、微、散、泽的，多属表证、新病、轻病。

【原文】

黑庭赤颧，出如拇指，病虽小愈，亦必卒①死。唇面黑青，五官黑起，擦残汗粉，白色皆死。

【提要】

根据面部色泽异常，辨别病人预后极差的方法。

【注释】

卒：音 cù，同"猝"，突然。

【译文】

天庭部位出现像拇指大小的黑色，两颧出现像拇指大小的红色，即使疾病稍有好转，其预后是不良的。如果面部和口唇出现青黑色，五官忽然出现发黑，或像擦汗将残粉揩后留下的白色，见到这种面色，最终必然会因内脏的功能异常而出现严重疾病，甚则危及生命。

【解析】

颜面部为脏腑精气上荣，尤其是心的气血及心神活动的外在表现。观察颜面部的颜色、光泽和神情变化，除可了解心神的动态变化外，还可诊察脏腑精气盛衰的动态变化。天庭面色出现黑色，一般是心阳绝脱的表现；两颧出现红色，一般是阴虚火旺，虚火亢盛的表现。临床若突然出现这些特殊的面色变化，即使病人没有严重的自我感觉，或某些情况下似乎还具有向好的方面转化的迹象，但总的来说是预后不好的表现。

【原文】

善色不病，于义诚当。恶色不病，必主凶殃。五官陷弱，庭阙不张，蕃蔽卑①小，不病神强。

【提要】

说明善色与恶色对预后的影响。

【注释】

① 卑：低下。

【译文】

面部出现善色而身体无疾病，那是正常现象；如果出现恶色，即使没有疾病，也是一种预后不良的表现。五官的肌肉浅薄，骨骼肌肉消瘦，眼眶凹陷，额头庭阙不丰满而塌陷，耳门面颊瘦弱者，若没有疾病表现，面色上一定是气色并至、神气强壮的。

【解析】

善色，就是前面提到过的"气色并至"，明润含蓄，显而不露。一般是脏腑功能较好，气血充盛无病的表现，或有病也预后较好。恶色，晦暗枯槁，暴露沉滞，一般是脏腑功能衰退，气血亏虚的表现，即使无病，预后也是较差的。所以，疾病的轻重和五脏气血精气的虚实，可从精神、色泽进行辨别。

二、五脏病虚实诊法

【原文】

肝病善怒，面色当青，左有动气，转筋胁疼。诸风掉眩，疝病耳聋，目视脘脘①，如将捕惊。

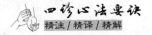

【提要】

肝病的临床表现。

【注释】

① 眰：音 huāng，视物不明。

【译文】

邪气盛的肝病病人容易发怒，面色发青。肝气运行于左，故肝病患者左胁肋部可有一种自我跳动的感觉，或胸胁疼痛，或筋脉拘急、痉挛、眩晕等。肝经所过少腹部位可出现疝气，伴听力减退，甚至耳聋、视物不清。有一种像有人要来捕捉自己一样的恐惧感觉。

【解析】

肝位于右胁，胆附肝上，肝与胆相表里。肝主疏泄，性喜条达而恶抑郁。肝主藏血，在体为筋，其华在爪，开窍于目，在志为怒，循行于两胁。《素问·阴阳应象大论》说："肝生筋，肝主目，其在天为风，在地为木，在体为筋，在脏为肝，在色为苍，在窍为目，在味为酸，在志为怒，怒伤肝。"胆能贮藏及排泄胆汁，有助于脾的运化功能，且与情志密切相关，故有"胆主决断"之说。肝的病证有虚实之分，虚证多见于肝血虚、肝阴虚；实证多见于肝风内动、肝火炽盛、肝胆湿热及寒滞肝脉等。肝的病变主要表现在疏泄失常，肝不藏血，运动异常等方面，可出现面见青色，胸胁胀满、疼痛，情志活动异常，头晕头痛，手足抽搐，筋脉痉挛、肢体震颤，视物不清及眩晕，疝气，月经不调，睾丸胀痛等症状。

【原文】

心赤善喜，舌红口干，脐上动气，心胸痛烦，健忘惊悸，怔忡不安，实狂昏冒，虚悲凄然①。

【提要】

心病的临床表现。

【注释】

①凄然：凄凉悲伤。

【译文】

心病时，面色可见红色，喜笑的神情表现，舌红，口干渴，脐以上有跳动感，以及胸痛心烦、健忘、惊恐、心悸、怔忡等心神不安的症状，重则发狂神昏。如果出现心气不足的虚证，则会出现心虚胆怯、神情悲伤、苦闷不乐等表现。

【解析】

心居胸中，与小肠相为表里，心主血脉，主神明，心在志为喜，其华在面，开窍于舌，在体合脉。《素问·阴阳应象大论》说："心生血，心主舌。其在天为热，在地为火，在体为脉，在脏为心，在色为赤，在窍为舌，在味为苦，在志为喜。喜伤心。"小肠分清泌浊。心的病证有寒、热、虚、实的不同。虚证多因禀赋不足，久病伤心，过喜伤心等因素，导致心气、心阳受伤，心阴、心血亏虚；实证多由痰湿阻滞、火扰

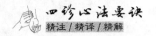

心神、寒凝血脉、气滞血瘀等引起心神被扰之证。心病主要表现在血脉运行障碍及神志异常等方面，出现面色青黑或面白、心悸、怔忡、胸痛、心烦、失眠、健忘、惊恐、神昏、精神错乱，脉结、代或促等表现。

【原文】

脾黄善忧，当脐动气，善思食少，倦怠乏力，腹满肠鸣，痛而下利①，实则身重，胀满便闭。

【注释】

① 下利：腹泻。

【提要】

脾病的临床表现。

【译文】

脾病时，多见面见黄色，喜欢忧思，脐周围有跳动感，食少纳呆，倦怠乏力，腹满腹痛便溏，肠鸣下利等症。如邪气偏盛，则身体困重，腹胀满，大便秘结不通。

【解析】

脾胃居于中焦，二者互为表里关系。脾主运化水谷及水液，胃主受纳及腐熟水谷，脾升胃降，协同完成饮食物的消化、吸收、转化与输布，为气血生化之源，后天之本。脾主统血，脾在志为思，其华在口唇，在体合肌肉。《素问·阴阳应象大论》说:"脾生肉,脾主口,其在天为湿,在地为土,在体为肉,在脏为脾,在色为黄,在窍为口,在味为甘,在志为思。思伤脾。"脾胃疾病,有寒、热、虚、实的不同。脾的病变主要是运化水谷、水液功能失常和统摄血液功能障碍,表现为气血生化不足和气血运行障碍,以及水湿内停,清阳不升等方面。胃的病变主要表现为胃失和降,胃气上逆等方面。脾病常见饮食减少,厌食,疲倦乏力,腹胀腹痛,肠鸣下利,泄泻便溏,身重,水肿,出血等症状。胃病常见脘痛,呕吐,嗳气,呃逆等症状。

【原文】

肺白善悲,脐右动气,洒淅①寒热,咳唾喷嚏,喘呼气促,肤痛胸痹,虚则气短,不能续息。

【提要】

肺病的临床表现。

【注释】

① 洒淅:sǎ xī,寒颤貌,即恶寒怕冷。

【译文】

肺病的病人,可见面色白,神情悲伤。脐偏右部位可有跳动感,或恶寒发热,或咳嗽气喘,喷嚏,呼吸急促,或皮肤出现病证,胸闷胸痛等。肺气虚则气短乏力、呼吸短促、不足以息等症。

【解析】

肺居于胸中，与大肠相为表里。肺主气，司呼吸，主宣发肃降，通调水道。肺外合皮毛，开窍于鼻，在志为悲。《素问·阴阳应象大论》说："肺生皮毛，肺主鼻。其在天为燥，在地为金，在体为皮毛，在脏为肺，在色为白，在变动为咳，在窍为鼻，在味为辛，在志为忧。忧伤肺。"大肠主要功能为传导和排泄糟粕。肺的病证有寒、热、虚、实之不同，主要表现为肺气宣降失常，肺气上逆；腠理不固，外邪易侵；水液输布障碍等。虚证多见肺气亏虚和肺阴亏虚；实证多见风、寒、燥、热等外邪侵袭或痰湿内生，内停于肺。常见喷嚏、流涕、咳嗽、咯痰，呼吸短促、气喘、胸痛、咯血、皮肤瘙痒等症状。

【原文】

肾黑善恐，脐下动气，腹胀肿喘，溲便不利，腰背少腹，骨痛欠气①，心悬如饥，足寒厥逆。

【提要】

肾病的临床表现。

【注释】

①欠气：疲倦时张口出气。

【译文】

肾病的病人，面色可见黑色，易恐惧，脐以下有跳动感，腹胀，水肿，咳嗽气喘，大小便不利，或小腹胀满，腰酸背痛，肢节疼痛，呵欠连连，心下悸动有悬空饥饿感，四肢厥逆冰冷等症状。

【解析】

肾居于腰部，左右各一，与膀胱相为表里。肾藏精，主生长、发育、生殖，为先天之本，主骨生髓充脑，主水及主纳气。肾在志为恐，其华在发，在体合骨，开窍于耳。《素问·阴阳应象大论》说："肾生骨髓，肾主耳。其在天为寒，在地为水，在体为骨，在脏为肾，在色为黑，在窍为耳，在味为咸，在志为恐。恐伤肾。"膀胱具有贮存尿液及排泄尿液的功能。肾中藏元阴、元阳，为脏腑功能活动之本，肾病多虚证。临床表现多为面色黑，腰酸背痛，耳鸣耳聋，齿牙动摇，阳痿早泄，精少不育；女子则见经少经闭，不孕，水肿，咳喘，胸部满闷，呼多吸少等症状。

三、色泽预后诊法

【原文】

正病正色，为病多顺，病色交错，为病多逆。母乘①子顺，子乘母逆。相克逆凶，相生顺吉。

【提要】

根据五行生克规律来辨别预后的望诊方法。

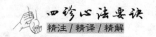

【注释】

① 乘：五行相生传变。

【译文】

五脏疾病如其色与本脏相符合，则预后较好。若见五脏疾病其颜色与五脏不相符合，则预后不佳。从五行生克规律推断，母病传子为顺，子病犯母为逆，若出现相克传变则为预后不良，若出现相生传变则为预后佳。

【解析】

根据五脏相生、相克规律，对预后进行辨别。若各脏本身的病变，见到各脏的正色，多为顺证，预后较好。如脏病与色不相符，多为逆证，预后不佳。可包含子病及母的小逆和母病及子的大顺，也包含色克病的大凶和病克色的小顺。如心病，一般情况下出现红色，称为正病正色，预后较好。如果心病不见红色，见到青色，按照五行相生规律，这是母（肝木）乘子（心火），是相生中的顺证；若心病见到黄色，按照五行相生规律，这是子（脾土）乘母（心火），是相生中的逆证；若心病见到白色，心火克肺金，称病克色，即使病重，也是凶险之中的比较好的表现；若心病见到黑色，按照五行相克的规律，这是肾水克心火，称色克病，这就是凶险病中预后较差的表现。

【原文】

色生于藏，各命其部。神藏于心，外候在目。光晦神短，了了①神足。单失②久病，双失即故。

【提要】

望眼神辨别疾病的善恶。

【注释】

① 了了：音 liǎo liǎo，明白，清楚。

② 单失：面色与眼神二者缺其一。

【译文】

五色是五脏精气上注于面部而表现出来的。心藏神，通过眼睛的眼神反映出来。目暗睛迷，眼神呆滞，是失神的表现；两目清爽，目光明亮，精彩内含，炯炯有神，是精充气足神旺的表现。如果面色与眼神二者有一方失常，则见于久病之人；若面色与眼神均失常，则见于病情危重之人，预后极差。

【解析】

神是以脏腑精气为物质基础的一种机能表现，为五脏功能的外在体现。神主要表现在神情、面色、形体、姿态等方面。望神可推测五脏精气的盛衰及病情轻重，疾病预后等。望神的重点在观察病人的精神、意识、面目表情、形体动作等，其中重点又在于观察眼神的变化。凡两目炯炯有神，视物清楚，精彩内含，活动灵活，神光充沛者，为有神的表现；若两目视物昏暗不清，目无精彩，活动呆滞，浮光暴露者，为无神的表现。目有神，为精气未虚，虽病易治；目无神者，为精气亏虚，病重难治。

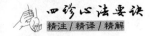

【原文】

面目之色，各有相当，交互错见，皆主身亡。面黄有救，眦红疹疡^①，眦黄病愈，睛黄发黄。

【提要】

面色结合两眼的颜色来诊断疾病的方法。

【注释】

① 疡：疮疡。

【译文】

面色与目色各有其相应的色泽变化。面色与目色如果出现异常的颜色改变，则表明病情相对严重，预后不良。如果面见黄色，则预后相对较好；两眼眦部发红，则提示有热证的皮疹及疮疡等；两眼眦部发黄，则表示疾病有逐渐痊愈的趋向；两眼睛发黄，则为黄疸病。

【解析】

面部之色，肝色青、心色赤、脾色黄、肺色白、肾色黑。目之色，瞳孔黑，乌珠青，白珠白，两眦红。如果面部色泽与眼部色泽出现交错，则预后较差。《素问·五脏生成》说："面黄目青，面黄目赤，面黄目白，面黄目黑，皆不死也。面青目赤，面赤目白，面青目黑，面黑目白，面赤目青，皆死也。"但黄为脾之主色，脾为后天之本，气血生化之源。面色黄，说明脾胃未伤，胃气尚存，即使眼部颜色发生变化，预后相对较好。如果眼部颜色与面部颜色同时出现异常改变，这是预后不良的表现。临床中要注意学会通过颜面部、眼睛的颜色改变以辨别胃气的存亡。两眦部位属心，"诸痛痒疮，皆属于心"，两眦发红，心火亢盛，则出现红色皮疹及疮疡。两眼白睛变黄，是湿邪内蕴，胆汁外泄所致黄疸的表现。

【原文】

闭目阴病，开目病阳，朦胧热盛，时瞑①衄常。阳绝戴眼②，阴脱目盲。气脱眶陷，睛定神亡。

【提要】

通过望眼睛的动静以辨别疾病的阴阳、预后的诊断方法。

【注释】

①瞑：音 míng，闭眼。
②戴眼：瞪眼仰视。

【译文】

眼睛闭合不开见于阴证之人，眼睛睁开见于阳证之人。热证病人，多见两眼朦胧，神志不清。衄血的病人，常出现闭眼少神。两眼向上直视，不能转动称为戴眼，是阳气将绝的表现。两目视物昏花不清的为目盲，是阴精亏虚的表现。目眶凹陷，是精气衰竭，气脱的表现。两眼固定，瞳神呆滞，是神气将亡的表现，预后较差。

【解析】

望目主要包括望目神、目色、目形、目态。结合前面望面色的内容，可以了解脏腑功能及病变情况，可辨别疾病的预后。凡视物清楚，精彩内含，活动灵活，神光充沛者，为有神；若视物昏暗，目无精彩，活动呆滞，浮光暴露者，为无神。病人眼球固定，不能转动，称为目睛凝视；固定前视者，称瞪目直视；固定上视者，称戴眼反折；固定侧视者，称横目斜视，多为风气内动的表现；若伴神昏谵语、郑声、抽搐等，多见脏腑精气衰竭，或痰热内闭之证，属病重的表现；瘛气病也常见到瞪目直视。病人睡着后眼睑未闭合且眼珠外露者，称为昏睡露睛，多见于脾胃虚弱，清阳不升，或吐泻伤津，神气衰惫，胞睑开闭失司所致。若表现为昏睡露睛，神志不清，是神明失养，多见于病情危重患者。

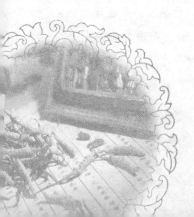

附：舌诊和诊小儿指纹

一、舌诊概述

舌诊指通过查看病人舌质和舌苔的变化情况来诊断疾病的一种方法，是中医特色诊断方法之一，具有较强的临床意义和实践意义。通过望舌可以辨别病邪性质、脏腑虚实、气血盛衰、津液盈亏、病情深浅、预后好坏及疾病的转归。是中医诊断疾病，治疗疾病的重要依据之一。

舌为肌性组织，由黏膜和舌肌组成。舌肌是一种骨骼肌，呈纵行、横行和垂直方向排列，能自由地伸缩、卷曲，具有柔软、运动灵活而无偏斜等特点。舌黏膜上有丝状乳头、菌状乳头、轮廓乳头及食物残渣等构成的舌苔。舌的主要功能是感觉食物味道，搅拌食物，帮助吞咽及协调发声。

中医望舌质包含望舌体和舌下络脉。舌体前端称舌尖；舌体中部称舌中；舌体后部、人字形界沟之前，称舌根；舌体两侧称舌边。舌上卷的时候，可看到舌底。舌底正中有一条连于口腔底的皱襞，称为舌系带。舌系带两侧各可见一条舌下络脉。舌系带连接于口腔底部终点两侧各有一个小圆形突起，叫舌下肉阜，有腺管开口，左侧突起为金津，右侧突起为玉液，是胃津、肾液上朝的孔道。

舌体面上覆盖着一层半透明的黏膜，上面有许多小的突起，称为舌乳头。舌乳头有丝状乳头、蕈状乳头、轮廓乳头

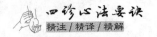

和叶状乳头四种。丝状乳头数目最多，广泛分布于整个舌体，其复层扁平上皮常常角化和脱落，并混杂食物残渣、唾液等，使舌黏膜表面覆盖白色薄苔，称舌苔。蕈状乳头数目相对较少，散布在丝状乳头之间，其固有膜中有丰富的血管，乳头呈现红色，其形态及色泽改变，是体现舌质变化的重要因素之一。

二、舌诊的原理及舌的脏腑分候

舌与脏腑、经络、气血、津液有着密切的联系。

舌为心之苗窍，手少阴心经之别系舌本。舌部的血脉比较丰富，因心主血脉，心血上荣于舌，故舌质可反映人体气血盛衰及气血运行情况。同时心主神明，舌体运动、语言表达及味觉的感受，均与神志密切相关。

舌为脾之外候，足太阴脾经连舌本、散舌下，舌司味觉。脾主运化，为气血生化之源。舌苔由水谷之气通过胃气蒸发于舌面而形成，与脾胃功能密切相关。故气血的盛衰可通过舌象上反映出来。

足厥阴肝经络舌本；肾藏精，足少阴肾经循喉咙，夹舌本；足太阳膀胱经之经筋结于舌本；肺系上达咽喉，与舌根相连；其他脏腑也直接或间接地与舌联系。故通过诊察舌象的变化，可以推测脏腑的病理改变。脏腑的病变有规律性地反映在舌面上，舌尖属上脘，主心、肺；舌中属中脘，主脾、胃；舌根属下脘，主肾；舌两旁主肝、胆。

三、舌诊的方法和注意事项

舌诊需要同时结合闻诊、问诊和揩刮等方法进行诊察。

（一）望舌的体位和伸舌姿势

望舌时，一般医生姿势略高于患者，以便于从上面俯视患者的舌面。患者坐位、仰卧位均可，在自然光线下，将舌自然伸出口外，充分暴露舌体，放松舌体，平展舌面，做到舒适自然。避免伸舌过分用力，或舌体卷曲，或伸舌过久，这样均会影响舌色改变，或舌苔干湿度的改变。

（二）诊舌的方法

望舌的顺序是先看舌尖，再看舌中、舌边，最后看舌根部。先看舌质，再看舌苔。望舌时，一定要精神专注，迅速敏捷，全面准确。同时根据临床诊察的需要，可观察舌下脉络。

为了使诊断更加准确，应配合其他诊察方法。如用刮舌、揩舌验苔等方法进行舌诊。刮去浮苔，观察苔底是辨舌苔有根、无根的一个重要方面。

诊断过程中可适当选用刮舌和揩舌。刮舌一般用消毒的压舌板边缘，以适当的力量，在舌面上由舌根向舌尖轻刮三五次。若刮之不去者，为有根之舌。刮之即去，舌体明净光滑者，为无根之舌。揩舌，用消毒纱布卷棉棒上，蘸少许清洁水在舌面上揩抹数次，可用于鉴别舌苔的有根无根，以及辨别是

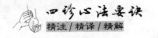

否染苔。

（三）诊舌的注意事项

望舌时，需要排除各种因素导致的虚假舌象。避免光线对观察结果的影响，一般望舌要求以白天充足而柔和的自然光线为佳，避免光线昏暗。要尽量避免饮食或药品影响，因为某些饮食或药物，会使舌苔染色，称为染苔。口腔的局部改变如牙齿残缺，睡觉时张口呼吸等均会对舌象有一定的影响。临床上应注意仔细辨别，以免被假象所迷惑，导致病情遗漏或误诊。

四、舌诊的内容和正常舌象

（一）舌诊的主要内容

舌诊主要是观察舌质和舌苔两个方面。望舌质包括舌神、舌色、舌形和舌态，了解脏腑虚实、气血的盛衰。望舌苔包括望苔质和苔色，了解病邪的性质、病邪的深浅，邪正的盛衰。临床望舌时，需全面细致地动态观察舌质与舌苔的变化，进行综合分析判断，才能全面准确地把握病情，作出正确诊断。

（二）正常舌象

正常舌象的主要特征为：舌色淡红，光泽明润，舌体柔软，活动灵活，大小适中，舌苔薄白，苔质干湿适中，简称"淡红舌，薄白苔"。

（三）舌象的生理变异

正常舌象受到许多内、外环境因素如年龄、性别、体质禀赋、饮食、气候、环境的影响，可发生生理变异。在掌握正常舌象的基本特征的前提下，要学会知常衡变，灵活变通，才能准确地进行判断。临床中舌象一般可以灵敏地反映机体脏腑功能、气血盈亏及气血运行的情况，了解邪气作用于机体的反应。舌象的改变可以出现在自觉症状之前，因此，部分病人如果没有明显的自觉症状或其他体征，但出现舌象异常时，除考虑生理因素外，一般要注意可能是疾病的早期表现，需要密切结合临床实际，认真检查分析，并积极进行随访。

五、望舌质

舌质，是舌的肌肉和络脉组织，又称舌体。望舌质的主要内容包括观察舌神、舌色、舌形、舌态及舌下络脉五个部分。

（一）舌色

舌色，即舌质的颜色。一般分为淡红、淡白、红、绛、青紫五种。

1. 淡红舌：舌色淡红，颜色深浅适中，白中透红，光明润泽，为机体气血调和的表现，多见于正常人。若外感疾病中见此淡红色，提示病邪尚处于轻浅的阶段，未伤及脏腑气血。在内伤杂病中见到此舌，则提示阴阳相对平和，气血相对充盈，病情尚属轻浅，或为疾病逐渐恢复的表现。

2. 淡白舌： 较正常舌色浅淡，红色偏少而白色偏多。若舌色白，几乎没有血色者，称为枯白舌。主气血两虚、阳虚、脱血夺气。多因气血亏虚，血不上荣于舌，或阳气虚衰，无力运血上充于舌所致。如脱血夺气，无血气充养于舌，则舌枯白无华，多属病情危重。

3. 红舌： 较正常舌色加深，甚至呈现为鲜红色。主实热、阴虚。因热迫血行，血行加速，舌体脉络血液充盈，或因阴液亏虚，虚火上炎，迫血上行所致。若舌边尖略红，多见于外感风热表证初起。舌体鲜红者，多见于实热证。舌尖红，多见于心火亢盛证。舌缘两边红，多见于肝胆有热。舌体瘦小，舌红少苔，或有裂纹，或红光无苔，多见于阴虚内热证。

4. 绛舌： 较红舌颜色更深，带暗红色。主里热亢盛、阴虚火旺。绛舌多由红舌进一步发展而成，其形成的原因多为热盛深入营血，耗伤阴液，血液浓缩而运行瘀滞，或虚火旺盛，使舌体脉络充盈。舌绛有苔，多见于温热病，因热甚深入营血，或脏腑内热炽盛所致。绛色愈深，提示热邪愈盛。舌绛少苔或无苔，或有裂纹，多见于阴虚火旺，或热病后期阴液耗伤。

5. 青紫舌： 全舌呈青紫色，或局部现青紫、瘀斑、瘀点。舌淡而现青紫者，为淡紫舌；舌红而现紫色者，为紫红舌；舌绛而现紫色者，为紫绛舌；舌体局部出现青紫色斑点、瘀斑，为斑点舌、瘀斑舌，主气滞血瘀，多由于气血运行障碍所致。舌色淡红而显青紫者，多因肝气郁结，肺气不宣，或气虚无力推动，血液运行缓慢而致，或见于药物、食物中毒等。舌淡紫而湿润，多见于阳气虚衰，阴寒内盛，血脉瘀滞所致。舌紫绛而干枯少津者，为热毒炽盛，耗伤津液，营阴受灼，气血瘀滞所致。

（二）舌形

舌形指舌质的形状，包括老嫩、胖瘦、齿痕、点刺、裂纹等方面的特征。

1. 老、嫩舌：舌质纹理粗糙或皱缩，坚敛苍老者为苍老舌。舌质纹理细腻，浮胖娇嫩者为娇嫩舌。老舌多见于实证，因正气不衰，邪气亢盛，邪正交争，壅滞于舌所致。嫩舌多见于虚证，因气血亏虚，不能充盈舌体脉络，或阳气不足，无力运血至舌而致。

2. 胖、瘦舌：舌体肥大而厚，伸舌满口者，称为胖大舌。舌体肿大满嘴，不能够自由回缩，称为肿胀舌。舌体瘦小而薄，称为瘦薄舌。胖大舌多为痰饮、水湿内停，或热毒上攻致津液输布障碍，水湿内停所致。瘦薄舌多主气血亏虚、阴虚火旺，多因气血阴液亏虚，舌失濡养所致。

3. 点、刺舌：突出于舌面的红色或紫红色点，大者为星，称红星舌；小者为点，称红点舌。舌乳头增粗突起如刺，摸之有刺手感的红色或黄黑色点刺，称为芒刺舌。二者均提示脏腑热盛，或为血分热极。多因热邪内蕴，充斥舌络所致。一般情况下点刺愈多，邪热愈甚。

4. 裂纹舌：舌上出现各种形状的裂纹、裂沟。裂纹多少不等，深浅不均，形状各异，可呈"人""川"字形等形状。多由邪热亢盛、阴液亏耗、血虚不润、脾虚湿侵等所致。

5. 齿痕舌：舌体边缘有牙齿压迫的痕迹，主脾虚、水湿内盛证。多因舌体肿胀、胖大而受到牙齿的挤压所致。

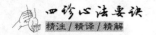

（三）舌态

舌态，指舌体的运动姿态。正常情况下，脏腑功能协调，气血充盈，经脉通畅，则舌体伸缩自如，运动灵活。病理舌态常见痿软、强硬、歪斜、颤动、吐弄、短缩等。

1. 痿软舌：舌体软弱无力，不能够自由伸缩运动。见于伤阴或气血俱虚。因气血亏虚，阴液不足，舌体筋脉失去濡养而致舌体痿软无力。舌痿软而淡白无华者，多见于气血亏虚。舌痿软而红绛少苔或无苔者，多见于内伤阴虚火旺或热病后期伤阴所致。舌红干而逐渐痿软者，见于肝肾阴虚。

2. 强硬舌：舌体僵直变硬，屈伸不利，失去柔和之象。多因热入心包，心神被扰；或高热伤津，舌体失养；或肝风夹痰，痰瘀阻滞舌体所致。舌强硬而舌色红绛少津者，多见于邪热炽盛。舌体强硬、胖大兼厚腻苔者，多见于风痰阻络。舌强伴瘀斑、瘀点者，多见于瘀血阻络。

3. 歪斜舌：伸舌时舌体偏向一侧，或左或右。多因肝风内动，痰瘀阻滞经络所致。多见于中风、喑痱，或外伤脑络。

4. 颤动舌：舌体不由自主的震颤或抖动，轻者仅伸舌时颤动；重者不伸舌时亦抖颤不已。多因气血亏虚，阴液亏损，筋脉失养，或热极伤阴，或肝阳化风等所致。

5. 吐弄舌：舌伸出于口外，不立即回缩者，称为吐舌；舌反复吐于口外而立即回缩，或舌舐口唇四周，称为弄舌。吐舌见于热邪内盛，或正气将绝；弄舌见于热甚动风。吐弄舌也见于小儿痴呆。

6. 短缩舌：舌体缩短、卷曲，不能伸长。常与痿软舌同时出现。伴舌色淡白者，多见于气血亏虚；伴舌色青紫而湿润者，多见于寒凝筋脉；伴舌质胖大，舌苔滑腻者，多见于脾虚不运，痰湿内生；伴舌质红绛干燥者，多见于热盛津伤；一般而言，疾病过程中见到舌逐渐短缩，提示病情危重。

（四）舌下络脉

舌下络脉是位于舌背面舌系带两侧纵行的大络脉。正常情况下舌下络脉直径一般不超过 2.7mm，其长度不超过舌尖至舌下肉阜连线的五分之三，颜色略显暗红。络脉光滑平直无怒张、排列整齐有序，无弯曲，分支较少。望舌下络脉时，让病人自然张口，舌体向上腭翘起，舌尖轻抵上腭，充分显露舌下络脉。观察大络脉的长短、粗细、颜色深浅、光滑程度，局部有无怒张、弯曲、分支增多等改变，然后再观察周围细小络脉的形态、颜色、弯曲等有无异常。舌下络脉细短，络脉颜色偏淡者，多见于气血不足。络脉增粗、怒张，呈现青紫、红绛、紫黑色，或舌下络脉曲张不光滑，大小不等，分叉增多，结节状改变等，见于气滞血瘀证。

六、望舌苔

舌苔，由食浊、津液通过胃气蒸腾于上而产生于舌面上的一层薄的苔状物。正常人的舌苔为薄而均匀，干湿适中，舌面中部和根部稍厚。望舌苔主要观察苔质和苔色两方面。

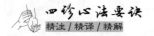

（一）苔质

望苔质主要是观察舌苔的厚薄、润燥、腻腐、剥落、真假等。

1. 薄、厚苔：舌苔的厚薄一般以"见底""不见底"作为观察的标准。能透过舌苔隐隐约约见到舌质者，称为薄苔。透过舌苔不能够见到舌质者，称为厚苔。正常人舌苔薄而均匀，或中部稍厚，干湿适中，提示胃有生发之气。厚苔由胃气夹湿、痰、食、热等熏蒸所致。厚薄苔主要反映邪正的盛衰和邪气之深浅。舌苔由薄转厚，提示邪气渐盛，或表邪入里，为病进。舌苔由厚转薄，或舌上复生薄白新苔，提示正气胜邪，邪气消退，为病退的征象。

2. 润、燥苔：舌苔润泽，干湿适中，称为润苔。舌面湿滑，伸舌欲滴，称为滑苔。润苔是正常舌苔的表现。若疾病过程中出现润苔，提示体内津液未伤。若水湿之邪内聚过多则表现为滑苔，见于痰饮、湿证。舌苔干燥无津，重者舌苔干裂，称为燥苔。苔质粗糙如石，扪之碍手者，称为糙苔。二者均提示体内津液亏损或津液输布障碍。多因热盛、过汗、吐泻，或过服温燥、泻下药物等，导致津液损伤，失去滋润濡养作用。或因痰饮、瘀血内阻，津液不能上蒸濡润舌苔而见燥苔者，属津液输布障碍。糙苔多由燥苔逐渐发展而来，多见于热盛伤津之重证；苔质粗糙而不干者，多见于秽浊之邪盘踞中焦。润燥苔主要反映机体津液的盈亏和输布情况。临床当动态观察舌苔的润燥变化，舌苔由润变燥，表示热重津伤，或津液输布失常；舌苔由燥转润，主热退，津液逐渐恢复，或饮邪逐渐化解。

3. 腻、腐苔：苔质颗粒细小，相互融合，结构紧密，紧贴舌面，揩之不去，如油腻状，中间稍厚周边薄，称为腻苔。苔质颗粒粗大，结构疏松，形如豆腐渣堆积舌面，边中皆厚，揩之易去，称为腐苔。若舌上黏厚，如疮脓状，则称脓腐苔。临床主要用于推测阳气与湿浊的消长。二者皆主痰饮、湿浊、食积。脓腐苔主内痈。腻苔多因湿浊内蕴，阳气被遏，痰饮湿浊停聚舌面所致。腐苔多因阳热有余，蒸腾胃中秽浊之气，上泛聚积舌面所致。

4. 剥、落苔：舌苔全部或部分脱落，脱落处光滑无苔，多因胃气匮乏，不能上熏于舌，或胃阴枯涸，不能上朝于舌所致。一般情况下，舌苔从有变到无，是胃的气阴不足，正气逐渐衰退，疾病逐渐加重的表现；若舌苔剥落，逐渐生出薄白苔，为邪去正胜，胃气逐渐恢复，疾病好转的表现。无论舌苔的增长或消退，都以逐渐转变为佳，舌苔骤长骤退者，多为病情急剧变化的征象。

5. 偏、全苔：舌苔遍布于整个舌面，称为全苔。舌苔仅限于前、后、左、右某一局部，称为偏苔。全苔，多因邪气散漫，痰湿内阻所致。舌苔偏于某一部位，提示舌所分候的脏腑有邪气停聚。

6. 有根苔与无根苔：无论舌苔的厚薄，若紧贴于舌面，刮之难以去除，刮后仍留有苔迹，好像从舌里生出者为有根苔，又叫真苔；若舌苔不紧贴于舌面，苔不着实，刮之即去，刮后无垢者，称为无根苔，又叫假苔。有根苔表示即使病邪亢盛，但胃气未衰；无根苔表示胃气已衰。对辨别疾病的轻重、预后有重要意义。若新病现假苔，多为邪气渐聚，病情较轻；久病

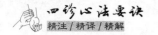
现假苔，多为胃气严重匮乏，病情危重。

总之，观察舌苔厚薄可推测疾病的深浅；舌苔润燥，可推测津液的盈亏；舌苔的腐腻，可推测湿浊的情况；舌苔的剥落和有根、无根，可推测胃的气阴盛衰和病情的发展趋势等。

（二）苔色

苔色即舌苔的颜色。一般分为白苔、黄苔和灰、黑苔四类及兼色变化，由于苔色与病邪性质密切相关。所以观察苔色可以了解疾病的性质。

1. 白苔： 舌面上苔垢呈白色，一般能透过舌苔看到舌体者，为薄白苔；不能透过舌苔见到舌体者，为厚白苔。白苔常见于表证、寒证。若外感邪气未传入里，可见正常之薄白苔。若舌淡苔白而湿润，多见于里寒证或寒湿证。如舌上布满白苔，如堆积白色粉状物，扪之不燥，为"积粉苔"，多因温疫之邪侵入机体，或内痈等秽浊之气内蕴，或热毒内盛所致。如苔白干燥开裂，扪之粗糙如砂石状，称"糙裂苔"，多因温病骤起或误服温补之药等致里热炽盛，津液骤伤，苔尚未转黄而见糙裂苔。

2. 黄苔： 舌苔呈现黄色，一般主里证、热证。多因热邪熏灼所致。淡黄提示热轻，深黄提示热重，焦黄提示热结。外感病中，苔由白转黄，提示表邪入里化热。若苔薄淡黄，多为外感风热表证或风寒化热。若舌淡胖嫩，苔黄滑润者，多见于阳虚水湿不化。若舌尖苔黄，为热在上焦；舌中苔黄，为热在中焦胃肠；舌根苔黄，为热在下焦；舌边苔黄，为肝胆有热。

3. 灰、黑苔： 苔色呈浅黑色称为灰苔；苔色深灰，称为黑苔。灰、黑苔多由白苔或黄苔在疾病发展到一定程度转化而成。主阴寒内盛，或里热炽盛等。苔灰黑而干，多见于外感热病，或阴虚火旺所致热盛伤津。苔灰黑而润者，多见于阴寒内盛，水湿不化的痰饮内停，或寒湿内阻证。灰黑苔的寒热属性需要结合舌色及苔质的润燥等进行综合分析。一般在寒、湿病证中出现灰、黑苔，多由白苔逐渐转化而成，其舌苔灰黑润滑多津；在热性病证中出现灰、黑苔，多由黄苔逐渐转变而成，其舌苔灰黑干燥无津。

七、察舌之神气和胃气

舌有神气、有胃气者，说明病情较轻，正气未衰，或疾病虽重，预后较好；舌无神气、无胃气者，说明病情较重，或不易恢复，预后较差。

（一）舌之神气

舌神主要表现在舌体的色泽和舌体运动方面。凡舌色红活明润，舌体柔软灵活，活动自如者，为有神气；舌色晦暗枯涩，舌体僵硬，活动不灵者，为无神气。有神之舌，说明脏腑功能协调，阴阳气血精神充足，生机旺盛，虽病也是善候，预后较好；无神之舌，说明脏腑功能不协调，阴阳气血精神衰竭，生机微弱，预后较差。

（二）舌之胃气

胃气的盛衰，从舌苔是否有根可以体现出来。有根苔提示胃气充足，无根苔提示胃气衰败，是无胃气的征象。

八、舌质与舌苔的综合诊察

疾病的发生、发展，是一个复杂的整体性与局部性变化的过程。无论是外感病还是内伤病，都具有一个发生、发展及转归的动态过程。舌象与机体的脏腑、气血生理功能都有密切联系，舌象能较为敏感地反映疾病的性质。因此学习舌质、舌苔的基本改变及其临床意义时，应同时结合舌质和舌苔变化的相互关系，进行动态观察及仔细分析。一般情况下，观察舌质重在辨别气血阴阳精神及五脏功能的虚实，也包含辨别邪气的性质。诊察舌苔重在辨别邪气的性质与浅深，津液的盈亏及输布情况，也包括辨别胃气、胃阴的存亡。二者必须合参才能全面认识和辨别病证。临床诊察时无论舌质、舌苔变化是否同步，都应综合全面诊察。一般情况下，若舌质与舌苔变化表现一致，其临床主病是各自主病的综合。如舌质红绛苔黄而干，多见里实热证。舌淡苔白而润多见里实寒证。若舌质、舌苔变化表现不一致时，需要结合全身情况进行综合判断。如苔白主寒证、湿证，若舌质淡红兼白干苔，则见于外感风热证或外感风燥证。如见舌红绛，见于热盛伤津，发展迅速，苔色尚未出现转黄，热已入营。灰黑苔可见于热证，亦可见于寒证，须结合舌质的颜色，舌苔的润燥等进行辨别。如舌质、舌苔二者表现是矛盾的，更需要结合其他诊法收集的资料仔细辨别。

九、望小儿指纹

　　望小儿指纹是指通过观察 3 岁以下小儿两手食指掌侧前缘部的浅表络脉的颜色、形态变化来诊断疾病的方法。正常小儿指纹特点表现为隐隐显露在食指掌侧前缘掌指横纹的附近，颜色呈红黄隐隐，粗细适中的纵形纹路。一般年龄越小者，络脉显露越明显，年龄稍长者络脉不显或略短。

　　诊察小儿指纹的时候，让家长环抱小儿面向光亮处，医生用左手拇指和食指轻轻握住小儿食指末端，再以右手拇指的侧缘用以适中的力量在小儿食指掌侧前缘从指尖向指根部推擦 3 ～ 5 次，使其食指侧缘指纹显露，利于观察。主要观察小儿指纹出现的位置、颜色、形态等方面的变化情况。其诊断要点一般概括为：三关测轻重，浮沉分表里，红紫辨寒热，淡滞定虚实。

　　小儿食指第一节（掌指横纹至第二节指间横纹之间）为风关，第二节（第二节指间横纹至第三节指间横纹之间）为气关，第三节（第三节指间横纹至指端）为命关。指纹显于风关为邪气入于络，病情属轻浅，多见于外感病初起。若指纹显于气关为邪气入于经，病情属较重。若指纹显于命关为邪入于脏腑，病情属严重。若指纹显露直达指端（又称为透关射甲）为病情凶险，预后多不良。

　　指纹浅浮而显露者为病邪在表，指纹沉隐不显者为病邪在里。指纹偏红多为外感表证、寒证，指纹紫红多为里热证，指纹青色多为疼痛、惊风，指纹淡白多见于脾虚、疳积，指纹紫黑多为血络郁闭，病情危重。一般情况下，指纹颜色深暗者，多见于实证；指纹颜色浅淡者，多见于虚证。指纹颜色浅淡，形状纤细者，多见于虚证；指纹颜色深浓晦滞，形状粗大者，多见于实证。

望诊除前面讲的部分内容外，还应该根据诊断需要，对病人的整体进行全面、深入、仔细地观察，以推测脏腑功能、气血盈亏及运行情况。人是一个有机的整体，全身的病变可在身体局部表现出来，局部的病变也会影响到全身。局部望诊时，要熟悉局部的结构及生理功能，以及其与脏腑经络之间的联系，从整体观念来进行综合分析，判断局部异常表现所揭示的临床意义。局部望诊的内容，包括望头面、五官、躯体、四肢、二阴、皮肤等。

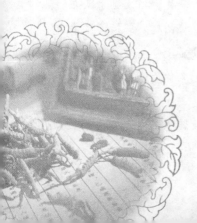

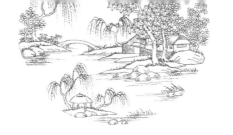

第三章　闻　诊

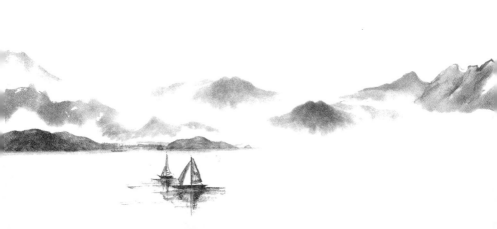

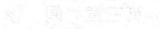

声音诊病法

【原文】

五色既审，五音当明。声为音本，音以声生。声之余韵，音遂以名。角徵①宫商，并羽五声。

【提要】

通过辨声音的诊断方法（闻诊）。

【注释】

① 徵：音 zhǐ，用来表示音调高低的词。

【译文】

自然界存在五种音调，了解望色诊断后，还需要结合听声音来诊断的方法。语音与语调相互结合，形成正常的五音，分别叫作角、徵、宫、商、羽。

【解析】

正常生理状态下脏腑功能正常，气血充盈，发声组织器官结构与功能正常，则发出的声音自然，声调调和流畅，柔和圆润，语言清晰，应答自如等。但因存在年龄、性别、情绪和禀赋等差异，一般男性声音多低而浑浊，女性声音多高而清脆，儿童声音多尖利而清脆，老年人声音多浑厚而低沉。角、徵、

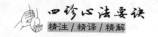

宫、商、羽是源于自然界的五种不同音阶，与人体五脏相互联系，肝在音为角，在声为呼；心在音为徵，在声为笑；脾在音为宫，在声为歌；肺在音为商，在声为哭；肾在音为羽，在声为呻。五脏功能正常，则语音语调表现为正常。当脏腑功能异常，可表现为语音或语调异常。故临床可根据语音、语调的改变进行诊断疾病。

【原文】

中空有窍，故肺主声。喉为声路，会厌门户。舌为声机，唇齿扇助，宽隘①锐钝②，厚薄之故。

【提要】

简述发声与肺的关系。

【注释】

①隘：音 ài，狭窄。

②钝：低钝。

【译文】

肺为中空器官，可发出声音，通过喉咙、会厌部的传导震动和舌的运动，以及口唇、牙齿的协调运动而发出。与各组织器官的厚薄及功能状态不同，声音可表现为宽广浑厚及狭隘尖锐的不同。

【解析】

根据孔窍能发出声音的现象，人体肺脏为中空脏器，主气、司呼吸。肺能够通过呼吸的气流，以喉咙为通道，依靠会厌部的开、闭，舌的运动，牙齿、口唇的开合，共同协调动作来完成声音的发出。由于人的年龄、性别、禀赋等差异，发出的五音是不一样的。因喉咙的宽窄，舌头的厚薄，会厌的震动及口唇的大小、厚薄，牙齿的疏密等不同，以及脏腑功能、气血盛衰的不同，发出的声音均具有差异性。据此可以了解人体的健康状况。

【原文】

舌居中发，喉音正宫，极长下浊，沉厚雄洪。开口张腭，口音商成，次长下浊，铿锵①肃清。撮②口唇音，极短高清，柔细透彻，尖利羽声。舌点齿音，次短高清，抑扬咏越，徵声始通。角缩舌音，条畅正中，长短高下，清浊和平。

【提要】

说明正常五音的形成及特点。

【注释】

① 铿锵：音 kēng qiāng，形容金玉或乐器等声音洪亮。
② 撮：音 cuō，聚起。

【译文】

宫音由喉部发出，是舌头位于正中位时的音，声音长而浑厚。商音是张口开腭，发出的声音比宫音更重，就像金属之间相互撞击的清脆声音。羽音是撮起口唇，从口唇发出，具有短促、高清、柔和细腻而尖锐特点的声音。徵音是舌抵牙齿，稍次于羽音的短促、高清，有种抑扬顿挫感的声音。角音是舌往后缩短，具有长短、高下、清浊分明特点的声音。

【解析】

中国音乐中，5 个音依次命名为宫、商、角、徵、羽。前面提到由于人的年龄、性别、禀赋等差异，五音与脏腑功能、气血盈亏等密切相关。又与喉咙、舌头、会厌、口唇、牙齿等局部组织器官的状态密切相关。把五音与脏腑功能的联系进行综合分析，在脏腑功能正常的情况下，发出角、徵、宫、商、羽五种正音，是机体没有疾病时表现出的声音。古人把角音与肝、徵音与心、宫音与脾、商音与肺、羽音与肾结合起来进行疾病的诊断。

【原文】

喜心所感，忻①散之声。怒心所感，忿厉之声。哀心所感，悲嘶②之声。乐心所感，舒缓之声。敬心所感，正肃③之声。爱心所感，温和之声。

【提要】

说明情感变化对声音的影响。

【注释】

① 忻：音 xīn，快乐。
② 嘶：音 sī，声音哑。
③ 肃：崇敬，恭敬。

【译文】

当人遇到高兴事情的时候，声音可表现为喜悦快乐。遇到不快的事情的时候，声音表现出的是一种愤怒感。遇到悲伤事情的时候，声音表现出悲哀嘶哑。感受到快乐的情绪时候，音调表现出舒缓悠扬。感受到庄重严肃的场合，声音表现为敬畏肃静的。感受到有爱心的时候，声音表现为温柔慈爱。

【解析】

正常生理情况下，人体脏腑功能正常，气血充盈，发声组织器官正常，则发声自然，语言清晰流畅，声调调和流畅，圆润柔和，应答自如等。但存在年龄、性别和禀赋等个体的差异，正常人的声音也不完全一致，一般情况下男性声音表现为低沉而浑浊，女性声音表现为高亢而清脆，儿童声音表现为尖利而清脆，老年人声音多表现为浑厚而低沉。同时，语声、语调的变化与情志变化密切相关。心为君主之官，情绪的影响，会使声音发生改变。当遇到喜事，心情愉快的时候，所发出的声音是高兴、欣喜、舒畅、缓和、从容不迫的。当感到愤怒的时候，所发出的声音是急迫的、高亢的。当感到悲伤的时候，所发出的声音是凄凉而断续的。感到心里有敬畏的事情时，所发出的声音是正直而恭敬、严肃的。当心里有爱心的时候，所发出的声音是温柔、可亲的。

【原文】

五声之变，变则病生。肝呼而急，心笑而雄，脾歌以漫①，肺哭促声，肾呻低微，色克则凶。

【提要】

提示脏腑病变时的声音变化。

【注释】

①漫：音 màn，随意，散漫。

【译文】

如果五音发生变化，说明五脏发生病变。出现急迫的呼叫声音是肝的病变，笑声高亢不止是心的病变，歌声散漫不停是脾的病变，哭声急促是肺的病变，呻吟不止而低微是肾的病变。如果出现声音有五行相克的表现就提示预后不好。

【解析】

五声失去正常应有的音调时，提示脏腑功能异常，可能发生疾病了。肝的声是呼，音是角，正常情况下，表现为长短、高下、清浊协调的特点。心的声是笑，音是徵，正常情况下，表现为短促有力、抑扬顿挫的特点。脾的声是歌，音是宫，正常情况下是浑厚、沉着有力的特点。肺的声是哭，音为商，正常情况下，表现为厚重有劲且较清脆的特点。肾的声是呻，音为羽，正常情况下，表现为短促有力，而又柔和细腻的特点。如果五音失去原有的特点，则提示脏腑功能异常，疾病已经发生。临床可以根据五声变化的情况，按照五行相生相克来辨别疾病的预后。如肝病本应呼声急迫，反见哭声急促（肺金克肝木）；心病本应笑声粗盛，反见呻吟不止（肾水克心火）；脾病本应歌声漫散，反见呼声急迫（肝木克脾土）；肺病本应哭声迫急，又见笑声粗盛（心火克肺金）；肾病本应呻声低微，反见歌声漫散（脾土克肾水）等五脏相克的情况时，提示预后较差。

【原文】

好言者热，懒言者寒。言壮为实，言轻为虚。言微难复，夺气可知。谵妄①无伦，神明已失。

【提要】

提示以语言状态辨别疾病的寒热、虚实及疾病预后。

【注释】

① 谵妄：音 zhān wàng，指神志错乱、语无伦次。

【译文】

好言多语者多为热证，懒言少语者多为寒证。声音高亢而有力者多为实证，声音低沉而无力者多为虚证。声音低微，语言断断续续，不能连续者，多为气虚证；而神志不清，谵语、郑声，语无伦次者，多属神明失常。

【解析】

喜欢多言多语，语音高亢，连续不断者，多见于阳证、热证、实证。懒言少语，语音低微，断断续续者，多见于阴证、寒证、虚证。若语言声音微弱，时断时续，甚则不能发出声音，是夺气的表现。若语无伦次，神志不清者则神明已乱。夺气和神明已乱多是预后不佳的表现。临床常见：

谵语：指神志不清，语无伦次，声音高亢而有力的表现。因热入心包，或阳明腑实证，或痰热内蕴等所致热扰神明，属实证。

郑声：指神志不清，语言重复，断断续续，语声低弱而无力的表现。多见于疾病晚期、危重病人，因脏气衰微，心神散乱所致，属虚证。

夺气：指语言低微，气短不连续，欲言而不能复言者，为宗气大虚的表现。

独语：指自言自语，喃喃不休，见人则语止，首尾不相续的症状。常见于癫病、郁病等，因心气虚弱，神气不足，或气郁、痰瘀阻滞，蒙蔽心神所致，属阴证。

错语：指病人神志清楚，语言时有错乱，语后自知言错的表现。虚证多因心气虚弱，神气不足所致；实证多由痰湿、气滞、瘀血阻碍心窍所致。

狂言：指精神错乱，语无伦次，狂叫骂詈的表现。多由情志不遂，气郁化火，痰火内结，扰乱神明所致，为阳证、实证，常见于狂病、伤寒蓄血证。

言謇：指神志清楚、吐字不清或困难。常与舌强硬同时出现，多为风痰血瘀阻滞经络所致，为中风之先兆或后遗症。

【原文】

失音声重，内火外寒。疮痛而久，劳哑使然。哑风[1]不语，虽治命难。讴[2]歌失音，不治亦痊。

【提要】

提示常见声音改变的诊断方法。

【注释】

①哑风：指中风后不能说话。
②讴：音ōu，歌唱。

【译文】

语言难出，声音重浊不扬，是内有火而外有寒所致。咽喉部疮疡疼痛日久出现声音嘶哑者，多见于虚劳证。中风语言蹇涩，不能发音者，预后不佳。如果是高声歌唱，用声不当导致的声音嘶哑，不用治疗也会痊愈。

【解析】

疾病状态下，一般声音高亢而洪亮有力，连续不断者，多见于阳证、实证、热证；声音低微细弱，断断续续者，多见于阴证、虚证、寒证；声音嘶哑、失音等有多种原因引起。中医用"金破不鸣"与"金实不鸣"两种情况进行概括，即虚证与实证。若声音重浊不扬，常见于外感风寒、风热，或"寒包火"，即内有郁热，外有寒邪阻遏。咽喉有疮疡溃烂，日久不愈而声音嘶哑者，多见于虚劳证。中风语言蹇涩，伴神昏不能言语者，为预后不佳。因唱歌、用声不当引起的声音嘶哑，是暂时出现的现象，一般经过休息就能恢复，不必用药物治疗。

发声除辨别声音嘶哑外，还要注意辨别鼻鼾、呻吟、惊呼、喷嚏、呵欠、太息等症状的临床意义。鼻鼾指在熟睡或昏迷的时候从喉部发出来的一种声响，多为肥胖、鼻病、睡姿不当等导致气道不利而发出的异常呼吸声。若患者神志昏迷而鼾声不绝者，多见于温热疫毒犯脑，或中风入脏，或脑部外伤瘀血内停，或中毒等危重病患者。呻吟指疾病难忍时发出的哼哼声，声音高亢有力者，多见于实证、疼痛；声音低微无力者，多见于虚证。惊呼指患者突然发出的惊叫声，多见于剧痛、小儿惊风或突然受到惊吓所致。喷嚏指肺气上逆于鼻而发出的声响，正常人可偶尔发生喷嚏，不属病态。若喷嚏兼恶寒发热、鼻流清涕等症状，多见于外感风寒或风热证；若久病阳虚的病人，突然出现喷嚏，多见于阳气逐渐回复，病情有好转趋向。呵欠指张口深吸气，微有响声的一种表现。如因困倦而呵欠者，多为正常。若呵欠频频不止，多为阴盛阳虚；中风患者也常表现出呵欠，临床当认真观察。太息又称为叹息，指情志抑郁，胸闷不畅时不自觉地发出长吁或短叹声，太息后自觉舒畅者，多是肝气郁结的表现。

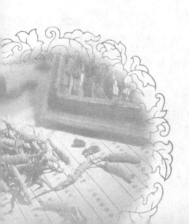

附：闻诊补充

一、呼吸异常与咳嗽

肺主气，司呼吸。肺脏功能正常则呼吸调匀，节律一致，无咳嗽、气喘、咯痰、咯血等异常表现。如外邪入侵或其他脏腑病变影响到肺，使肺气宣降失常，则出现气喘、咳嗽等肺部异常呼吸的现象。

（一）呼吸异常

呼吸异常主要表现为喘、哮、上气、短气、气微、气粗、咳嗽等现象。

1. 喘，又称"气喘"，是指呼吸困难，甚至张口抬肩，鼻翼煽动，端坐呼吸，不能平卧的表现。多见于各种急、慢性肺脏疾病。

辨证喘证时，首先要区分虚实。实喘的特点是发病急骤，病程相对较短，呼吸困难，声高气粗，呼吸急促有力，连续不断，语言不出，甚则鼻翼煽动，张口抬肩，仰首目突，脉数有力，多因外邪袭肺或痰浊、瘀血阻肺所致。

虚喘的特点是发病缓慢，病程相对较长，呼吸短促无力，断断续续，活动后喘促加重，声低气怯，神疲乏力，脉微、弱，多因肺之气阴两虚，或肾不纳气所致。

2. 哮，以呼吸困难急促，喉中有痰鸣音为特征。病程长，病情反复发作，不易痊愈。多因宿痰内伏，感受外邪，或气候改变、饮食不当等诱发。常在季节变换、气候突变时复发。哮证辨证也需区别寒热。

寒哮：又称"冷哮"，遇冷发作，症见呼吸困难，喉中痰鸣音，咳嗽气喘，咯吐痰涎清稀，口淡不渴，舌淡苔白腻，脉滑。多因阳虚，痰饮内停，或寒饮阻肺所致。

热哮：症见呼吸困难，喉中痰鸣音，咳嗽气喘，咯痰黄稠，口渴，舌红苔黄腻，脉滑数。多因阴虚火旺或痰热蕴肺所致。

临床上，哮与喘常常同时出现，故称为哮喘。喘不兼哮，但哮必兼喘。喘以气息急迫、呼吸困难为主，哮以喉间哮鸣声为主要特征。

3.上气，是以胸部满闷，呼吸急促，呼多吸少，难于平卧为特点，为肺气宣降失常，气逆于喉间所致。有虚证和实证之分。实证者表现为呼吸急促有力、难于平卧、痰多黏腻、脉浮滑，多因痰饮阻肺或外邪袭肺所致。虚证者表现为呼吸急促无力、难于平卧、少气懒言，痰少，脉细或脉浮大无力，多因肺气虚弱，或肺阴亏虚，或肾不纳气所致。

4.短气，是以呼吸气短急促，不相接续的轻度呼吸困难为特点，其症类似虚喘而不抬肩，自觉呼吸短促。短气有虚实之别，虚证者，兼神疲乏力，声低，呼吸微弱等，多因年老体弱、元气虚损、肺气不足所致。实证者，呼吸气粗，或胸部胀满，或脘腹满闷不适等，多因痰饮内停、胃肠积滞、瘀血等阻滞胸中，肺气不利所致。

5.少气，是以语声低微，呼吸微弱，气少不足以息，言语无力为特点。常伴面白无华，神疲乏力，少气懒言等。多因年老、久病体弱或肺肾气虚所致。

（二）咳嗽

咳嗽是肺病最常见的临床表现，是肺气上冲咽喉发出的一种急促声音，为肺失宣发肃降，肺气上逆的表现。

"咳"指有声无痰；"嗽"指有痰无声，"咳嗽"为有声有痰。临床上统称"咳嗽"。对咳嗽辨证，当辨别外感与内伤。一般外感咳嗽，发病急，病程较短，兼有表证，多为实证。内伤咳嗽，起病缓慢，病程较长或反复发作，以虚证居多或虚实夹杂之证。可根据咳嗽声音的特点辨别证候。如咳嗽声紧闷者，多为实证，因寒、痰蕴结于肺。咳嗽声清脆者多见于燥热证、阴虚证或气道异物。如咳嗽昼甚夜轻者，多为热证、燥证。夜甚昼轻者，多见于肺肾阴亏证。若咳嗽声低无力者，多见于肺气虚证，因久病肺气虚损，失于宣降所致。干咳无痰，痰中带血或少痰，多见于燥邪犯肺或阴虚肺燥，因津伤失润所致。对咳嗽的辨治，还须结合痰的色、质、量等不同和伴随症状来鉴别寒热虚实。

临床上常见的两种特殊咳嗽：顿咳和白喉。

顿咳又称"百日咳"，其特点是咳嗽阵发性发作，咳嗽声连续，呈痉挛性，咳嗽剧烈时气逆于上，则涕泪俱出，甚至呕吐，阵咳后伴有鸡鸣样回声。多见于小儿，多发于冬春季节，因风毒、疫毒之邪与痰热搏结，阻于气道所致。

白喉表现为咳嗽声如犬吠，伴有声音嘶哑，咽、喉、鼻等处黏膜充血肿胀，喉部覆盖灰白色假膜，不易剥离，伴呼吸困

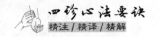

难，多因疫毒攻喉，肺肾阴虚所致。

二、呕吐、嗳气与呃逆

呕吐、嗳气与呃逆均为外邪或内伤导致胃失和降，胃气上逆。

1.呕吐：指胃中的内容物如食物或痰涎上涌，从口中吐出的表现。又分为呕、吐、干呕。有声有物称为呕；有物无声称为吐，有声欲吐而无物为干呕。临床上统称为呕吐。

由不同原因导致的胃气上逆，呕吐的声音也有一定的差异性及特异性，根据呕吐的声音及伴随的症状可辨别病证的寒、热、虚、实。若呕吐势缓，声音低微，呕吐物清稀者，多见于虚证、寒证，因脾胃阳虚、胃阴不足，使胃失和降，胃气上逆所致。而呕吐势剧烈，急促而声音洪亮者，多见于实证、热证，见于外邪犯胃、痰饮内阻、肝气犯胃、瘀血内停、食滞胃脘等证，因邪气犯胃、胃气上逆所致。饮食物中毒也会导致呕吐，临床当认真仔细询问病史。

2.嗳气：是胃中气体从胃中上逆，通过咽喉时发出的声音。饱食之后，偶尔有嗳气为正常的表现。虚证者，声音多低沉而无力，断断续续，多因脾胃虚弱，胃气上逆所致。实证者，声音多高亢而有力，连续不断，嗳气后腹胀满得以缓解，多因外邪犯胃、肝气犯胃、食滞胃脘等使胃气上逆而致。

3.呃逆：从咽部发出的一种不由自主的短促的冲击声，为胃气上逆动膈，膈肌痉挛所致。临床辨治呃逆需分寒、热、虚、实。一般呃声频作，连续不断，呃声高亢而有力者多属实证、热证；呃声时作时止，断断续续，声音低沉而无力者多属虚证、寒证。实证发病急，病程短，多因寒邪直中，肝火犯胃，胃气上逆所致。虚证多因胃阴不足，脾肾亏虚，胃气上逆所致。正常人偶感风寒，或进食过快均可导致呃逆，一般为时短暂，多能自愈。久病、重病患者突然出现呃逆，提示胃气将绝。

三、嗅气味

嗅气味，主要是嗅患者体气、口气、分泌物、排出物、病室等的异常气味。以判断疾病的寒热虚实。

（一）病体气味

1. 口臭： 指患者口中散发出的臭秽的气味。多见于牙疳、龋齿或口腔不洁等口腔病变，以及胃火上炎，食积内停或脾胃湿热之人。

2. 汗气： 指排出的汗液中散发出的异常气味。汗出量多，无气味，见于外感六淫，如风邪袭表，或卫阳虚衰，肌表不固。汗出量多而有酸腐味，多见于实热壅盛，或阴虚火旺之人。

（二）排出物气味

排出物如痰涎、大小便、妇人经带等的异常气味。一般情况下，热证者排出物多污浊而臭秽，颜色偏黄；寒证者排出物多清稀而无特殊气味，颜色偏白。

呕吐物气味臭秽，浓稠者，多为胃热炽盛证。呕吐物酸馊，含未消化食物，则为宿食内停。呕吐物腥臭，伴有脓血，可见于胃痈。若呕吐物清稀，无臭气或为腥味者，多为脾胃有寒。

嗳气酸馊，多为胃热炽盛证或宿食内停。嗳气无臭，多为肝气犯胃证或寒邪客胃证。

小便臊臭，其色深黄混浊者，多见于实热证。若小便清长，微有腥味或无特殊气味，多见于虚证、寒证。

大便恶臭，黄色稀稠或赤白脓血者，为大肠湿热证。小儿大便酸臭，伴有不消化食物，为食积。大便溏泻，气腥味者为脾胃虚寒证。

矢气如败卵味，多因暴饮暴食，饮食积滞，肠中宿屎内停所致。矢气连连，声响不臭，多属肝郁气滞，腑气不通。

月经或产后恶露臭秽，为热侵胞宫。带下臭秽，色黄，为湿热下注。带下腥味，色白，为寒湿下注。

（三）病室气味

病室气味一般由病体及其排出物等发出。室内有血腥味，多见于失血证。室内有腐臭味，多见于疮疡溃脓患者。室内有尸臭味，多见于病危患者，有脏腑衰败之象。室内有尿臊味，多见于水肿病晚期（尿毒症）。室内有烂苹果气味，多见于消渴病重症（糖尿病酮症酸中毒）。病室有蒜臭味，多见于有机磷农药中毒。

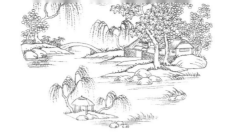

第四章 问 诊

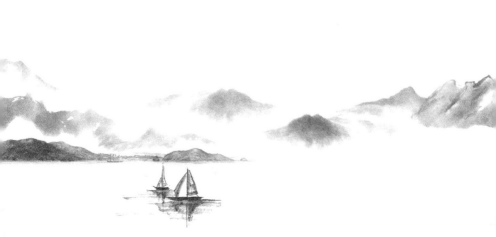

一、问诊备要

【原文】

声色既详，问亦当知。视其五入①，以知起止。心主五臭②，自入为焦，脾香肾腐，肺腥肝臊。脾主五味，自入为甘。肝酸心苦，肺辛肾咸。肾主五液，心汗肝泣，自入为唾，脾涎肺涕。

【提要】

问诊方法。

【注释】

① 入：由外到内，指各入所主之脏。
② 臭：音 xiù，气味。

【译文】

通过五声与五色获得诊断资料后，需结合问诊进行诊断。五脏与五声、五色、五臭、五味、五液结合，可了解脏腑的功能及病变。心为君主之官，五臭总由心所主，五脏也各有所主。焦入心，香入脾，腐入肾，腥入肺，臊入肝；脾主运化，五味总由脾所主，但五脏各有五味所主。甘入脾，酸入肝，苦入心，辛入肺，咸入肾；肾主水，五液总由肾脏所主，五脏又各有五液所主，心主汗液，肝主泪液，肾主唾液，脾主涎液，

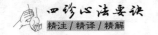

肺主涕液。

【解析】

中医强调四诊合参，在通过望诊、闻诊收集资料后，还要通过询问患者、家属及陪诊者，以便进一步了解疾病的发生、发展、治疗经过、现在症状和既往健康情况、家族史、伴随症状等其他与疾病有关的情况，以明确诊断。结合五脏功能与声、色、臭、味、液，进行疾病诊断。

五音：肝呼、心笑、脾歌、肺哭、肾呻。

五色：肝青、心赤、脾黄、肺白、肾黑。

五臭：心焦、肝臊、脾香、肺腥、肾腐。

五味：肝酸、心苦、脾甘、肺辛、肾咸。

五液：泪为肝之液，汗为心之液，涎为脾之液，涕为肺之液，唾为肾之液。

临床可根据五液的异常辨别疾病，如通过汗液的异常情况辨别寒热虚实。汗液为津液被阳气蒸发，从腠理排于肌表。正常情况下，机体在炎热环境、运动剧烈、过食辛热、情绪异常等情况下可出汗，稍事休息后即可停止，属正常现象。

各种病理因素作用于机体导致疾病发生时，可影响汗液的生成与排泄，出现无汗或异常汗出。在外感疾病时，出现无汗，多为外邪侵袭肌表，卫阳被遏，失于宣散，汗液不能够畅达肌肤，为卫气的调节功能失常所致。若邪气入里化热，耗伤津液，津液亏耗，汗无来源，生成障碍而无汗。若内伤久病，气血亏虚，致汗无来源，出现无汗。

临床出现汗出的异常，需要仔细了解汗出的时间、汗量的多少、病程长短等，以此来判断病邪表里，阴阳盛衰及预后。如汗出，伴发热恶风等，病程较短，多为外感风邪所致的太阳中风证。若大汗，伴有高热，面赤，口渴饮冷，大便干结，多见于里热炽盛，蒸津外泄的实热证。若冷汗淋漓，或汗出如油，伴四肢厥冷，脉微欲绝者，多为久病、重病患者，是正气大衰，阳亡阴竭的危重表现，预后多不佳。白天清醒状态下汗出不止，活动后尤甚者，为自汗，伴神疲乏力、少气懒言、畏寒肢冷等，多见于气虚或阳虚致腠理疏松，津液外泄所致。若患者出现睡着后则汗出，醒来则汗止，为盗汗，伴潮热、五心烦热、舌红脉细数等，多因虚热内生，睡时卫阳入里，肌表不固，虚热蒸津外泄所致。若患者出现恶寒战栗，辗转挣扎，表情痛苦，继而汗出者，为战汗，多见于外感热病的过程中，邪正剧烈交争，是疾病发展的转折点。若汗出病退，脉静身凉，为正胜邪，疾病转愈，预后较佳；若战汗后热势不退，脉来急疾，此为正不胜邪，疾病恶化，预后较差。

二、问精神盛衰

【原文】

百病之常，昼安朝慧①，夕加夜甚，正邪进退。潮作②之时，精神为贵，不衰者实，困弱虚累。

【提要】

根据昼夜变化与疾病变化的情况进行诊断。

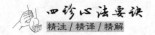

【注释】

① 慧：平安，表示病情减轻。

② 潮作：像潮水时涨时落。

【译文】

一般情况下，疾病轻重变化具有一定的规律性。白天及上午病情相对比较稳定，黄昏后及晚上病情可能会加重。这是正气与邪气相互斗争，病情轻重起伏。疾病发生轻重起伏变化时，主要通过观察病人的精神状况来判断，精神状况不减退者为实证，精神疲倦者为虚证的表现。

【解析】

人与自然是一个有机整体，中医强调"天人合一"。一般情况下，白天阳气偏于旺盛，正气超越邪气，则病人的病情相对稳定或有所减轻，表现精神清爽。黄昏以后阳气逐渐减弱，正气不能超越邪气，病情可能加重，病人感觉就会烦躁不安，这是一天之中阴阳变化对疾病的影响。临床诊断疾病时，可根据一天之中病情的变化规律及病人的精神状况来辨别邪正盛衰。

一般精神饱满，甚则烦躁不安者，多为实证。精神萎靡不振，少言少语者多为虚证。中医有"得神者昌，失神者亡"的说法。精气是神产生的物质基础，望神可推测脏腑精气盛衰和病情轻重与预后。神可表现为得神、失神、假神、神气不足、神志异常等。得神是脏腑功能正常，精充气足神旺的表现。临床表现为面色荣润含蓄，神志清晰，表情自然，语言流利；目光明亮，精神内含饱满；反应灵敏，动作灵活轻巧，体态运动自如；呼吸平稳，肌肉丰满不削。

在疾病过程中，有神提示虽病而正气未伤，是病轻的表现，预后良好。失神提示精亏气虚神衰的表现，临床可见精神萎靡不振，言语表达不清，或神志昏迷，谵语郑声，循衣摸床，撮空理线，或猝然昏倒不省人事，牙关紧闭或目张口开，表情淡漠，眼神呆滞无光，反应迟钝，呼吸气微或喘促，大肉消脱，则属病情危重，预后不佳。假神多为重危患者，在生命即将终结的时候，出现精神短暂好转的假象。表现为久病重病患者，长期精神欠佳，突然出现精神稍微转好，言语不休，欲见亲人；或语声低微，断断续续，声音时高时低；或面色枯槁晦暗，时而面部泛红如妆，时隐时现；或本无食欲，忽然食欲增强，但不能吞咽。神气不足指轻度失神，介于有神和无神之间，多见于虚证，表现为精神萎靡不振，声低少气懒言，神疲乏力。神志异常是失神的表现，一般包括烦躁不安，以及癫、狂、痫病等。

三、问寒热

【原文】

昼剧而热，阳旺于阳。夜剧而寒，阴旺于阴。昼剧而寒，阴上乘①阳。夜剧而热，阳下陷阴。昼夜寒厥②，重③阴无阳。昼夜烦热，重阳无阴。昼寒夜热，阴阳交错。饮食不入，死终难却。

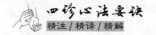

【提要】

根据疾病的昼夜变化情况，诊断疾病的阴、阳、寒、热及预后。

【注释】

① 乘：超越，偏盛。

② 厥：四肢冰冷。

③ 重：音 zhòng，分量较大。

【译文】

白天加剧，烦躁不安，发热者，是阳证。晚上加剧，畏寒肢冷者，是寒证表现。白天加剧而畏寒肢冷者，是阳衰阴盛；晚上加剧而发热烦躁者，是阴虚阳亢。白天晚上均出现四肢厥冷，为重阴无阳的表现。白天晚上均出现烦躁发热的为重阳无阴的表现。如果出现白天畏寒肢冷，夜晚出现发热烦躁，提示阴阳交错，病变复杂。若再加上不能饮食，表明病情危急，预后不佳。

【解析】

按照中医"天人合一"的理论，白天属于阳，热也属于阳，疾病白天烦躁不安，发热者，是两阳相加，又称为阳旺于阳。夜间属于阴，夜间畏寒肢冷加重，是两阴相加，又称阴旺于阴。阴盛于阳，阴盛则寒，疾病表现为白天畏寒肢冷明显，夜间相对安静。阳盛于阴，阴虚则阳盛，阳盛则热，疾病表现为夜间烦躁不安，发热明显，白天相对安静。重阴而无阳，阳虚则寒，疾病表现为白天和夜间都有畏寒肢冷，四肢厥逆。重阳而无阴，阴虚则热，疾病表现为白天和夜间都烦躁不安。阴阳交错则疾病表现为白天畏寒肢冷，夜间烦躁发热，在此基础上出现不能饮食者，病情严重，预后也多为不好。

四、问饮食、二便

【原文】

食多气少，火化①新瘥。食少气多，胃肺两愆②。喜冷有热，喜热有寒，寒热虚实，多少之间。

【提要】

根据病人对饮食冷、热等的喜好诊断疾病。

【注释】

① 火化：胃热多食。

② 愆：音 qiān，生病。

【译文】

能食伴少气懒言，可见于胃热偏盛及疾病初愈的病人。饮食较少伴呼吸急促、咳嗽气喘者，则提示肺、胃病变。偏嗜冷的饮食物提示体内有热，偏嗜热的饮食物提示体内有寒。根据饮食多少，寒热喜好，可作为判断疾病寒热虚实的依据。

【解析】

根据病人的饮食习惯及喜好饮食物的寒热情况，可以初步判断病证的寒、热、虚、实。饮食正常，精神饱满，是胃气强盛的表现。若食欲亢进，饮食量较大，或食量逐渐恢复，伴神疲乏力，少气懒言，多为胃热炽盛，胃腐熟功能太过，或见于疾病初愈的病人，因胃气恢复，机体需要饮食精微的充实；或见于消渴、瘿病病人。饮食减少而精神不振，疲乏无力，多为胃气亏虚，腐熟功能减退所致。若体内有热，一般偏嗜寒凉的饮食物；体内有寒，一般偏嗜热性的饮食物。临床应根据病人对饮食物的偏嗜，初步判断体内寒热之象。同时还需根据病人的具体情况，询问饮食量的变化，来推断胃气的盛衰。如病人表现为不知饥饿，不欲饮食，或虽然感到饥饿而不欲饮食，或厌恶食物，是脾胃虚弱，或邪犯脾胃导致的脾胃运化功能异常所致。

【原文】

大便通闭，关乎虚实。无热阴结[①]，无寒阳利。小便红白，主乎热寒，阴虚红浅，湿热白泔[②]。

【提要】

根据大小便的情况，辨别疾病的阴阳、寒热、虚实。

【注释】

① 结：聚集成块。
② 泔：洗米水。

【译文】

大、小便的排泄与疾病的虚实密切相关。大便秘结而无热证表现的，属寒邪凝结所致。大便泄泻，黄色黏稠者，见于热证。根据小便颜色发黄或小便清长，可以判断寒热证。阴虚者小便多见淡黄色，湿热之证多见小便白如米泔水样。

【解析】

大肠为传导之官，存储与排出糟粕。大便从肠道排出，与脾胃腐熟运化水谷、肝的疏泄调节气机、肾阳的温煦、肾阴的滋养濡润、肺气的宣发肃降等脏腑功能密切相关。膀胱存储与排泄小便，小便的生成与排出，与脾的运化、肾的气化、肺的宣降、三焦通调水道等脏腑功能密切相关。询问大、小便的情况，可以了解脾、胃、肺、肾、膀胱、三焦等脏腑功能，以及水液的盈亏与输布情况，且可判断疾病的寒热虚实。

询问二便应注意二便的量、色、质、味、时间、排便次数、排便时伴随的感觉及伴随的全身症状等。观察大便的颜色、便质、便次、便量可以辨别疾病的寒热虚实。正常情况下，大便颜色发黄，呈条形，干湿适中，排便顺畅，无不适感。如果大便便质稀溏，甚则完谷不化，腥味者，多见于寒证。如果大便色黄，清稀如糜，味臭者，多见于热证。如大便颜色变白，多见于脾胃虚弱，或胆道梗阻引起的黄疸。大便干燥难排，伴有口干，饮水多者，多见于实热证。若大便干结如羊屎，排便困难，或多日不便而无腹胀、腹痛等明显痛苦者，多因年老体弱，阴血亏虚。大便呈黏液伴脓血，里急后重者，多为大肠湿热所致的痢疾。年老者反复出现黏液脓血便，要注意考虑大肠癌的可能。大便色黑如柏油样，多为远血，因胃脘等上消化道部位出血而致。若大便下血鲜红，多为近血，见于下消化道出血及痔疮、肛裂等肛周局部病变。

　　观察小便的颜色，尿质和小便量的变化情况，可以了解疾病的寒热虚实。正常情况下小便颜色淡黄，清净不浑浊，排尿流利顺畅，无不适感。如小便量多清长，伴形寒肢冷者，多见于寒证。小便量少短赤，排尿时有灼热感，多见于热证。若小便浑浊如膏脂，多因脾肾亏虚，寒湿内停所致的膏淋。若尿中有细小砂石，小便困难而疼痛，多见于石淋。尿中带血，排尿无疼痛者为尿血，多见于下焦热盛，热伤血络。尿血伴有排尿困难而灼热刺痛者，多见于膀胱湿热之血淋。

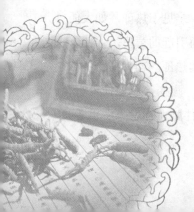

附：问诊补充

问诊，是医生通过询问患者或陪诊者，了解疾病的发生、发展、诊治经过、现在症状及其他与疾病有关的情况，以诊察疾病的方法。

问诊目的在于充分收集与辨证密切相关的资料。如患者的一般情况、疾病发生的时间、地点、原因或诱因以及疾病的发展过程，诊断、治疗的经过、患者自觉不适，既往病史及家庭病史等情况，有利于对疾病的病因、病位、病性、病势作出正确的判断。

临床问诊时，医生应当集中精力，认真仔细询问。态度要和蔼可亲，语言要通俗易懂，避免运用医学术语进行询问。要取得患者的信任和合作，必要时启发患者回答，询问过程中不要运用暗示性语言诱导病人回答。要注意了解患者的情志心理活动，减轻患者的精神负担，帮助患者树立战胜疾病的信心，避免给患者带来不良精神刺激。对于重危患者，当一边抢救，对症处理，并一边进行询问，不能先求确诊再行治疗，以免贻误病情，导致不良后果。

为了做到准确无误，简明扼要而完整全面的问诊，问诊时当先确定主诉，围绕主诉进行细致询问。一般情况下主诉能够反映疾病的主要矛盾。抓住疾病的主要矛盾，围绕主要矛盾进行问诊，然后综合、分析、归纳，可初步得出所有可能诊断的疾病。围绕可能诊断的疾病进行有步骤、有目的地询问，可以得出确定的临床诊断或初次诊断。同时，问诊过程中，要做到边问诊，边进行辨证思考，问辨结合。一边询问患者或陪伴

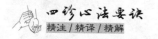
者，一边对其回答进行综合、分析，采取一定的辨证方法，做到有明确目的的问诊。要全面准确地搜集临床资料，详而不繁，简而不漏，形成一个可靠的印象诊断或结论。

问诊主要包括：一般项目、主诉和现病史、既往史、个人生活史、家族史、现在症状等。

一、问一般项目

问一般项目，包括姓名、性别、年龄、民族、职业、婚否、籍贯、现单位、现住址等。

询问和记录一般项目，可为疾病诊治提供参考。如性别不同，则疾病具有一定的差异性与特异性，如妇女特的有经、带、胎、产等病证。不同年龄段，发病的种类具有一定差异性与特异性，如水痘、白喉、百日咳等病多见于小儿。同样一种疾病，因年龄的不同，临床表现各异，并有寒热虚实不同。如青壮年气血旺盛，患病多见实证；老年人气血虚衰，患病多见虚证。不同的职业可能有相对应的致病病因，或某些特殊的职业病，如铅中毒、农药中毒等。问女子婚否，可了解经带胎产，如是否妊娠、有无妊娠病及难产史等。问籍贯、住址可以大概了解地方病及环境因素导致的疾病。询问及记录一般情况还可以随访患者，对患者的诊治负责。以上内容都对疾病的诊断及治疗提供重要的参考。

二、问主诉和病史

（一）主诉

主诉是患者就诊时（或陪诊者）陈述的最感痛苦的主要症状或体征及持续的时间。通常情况下主诉是患者就诊的主要原因，提示可能是疾病的主要矛盾。主诉是医生初步判断病证大致种类的依据。对辨别病情的轻重缓急，为进一步收集资料、分析资料，可提供一定的依据，并为疾病诊断提供重要线索，具有重要的价值。

如果主诉比较多时，需按症状发生的先后顺序进行排列。一般主诉所包含的症状不要太多，通常在三个症状以下。主诉的记录，要用医学术语，要求准确客观、简洁明了，但不能使用病名作为主诉。

（二）现病史

现病史包括主诉所描述的病证从发病到就诊时病情发生发展，演变与诊治的整个过程，以及就诊时伴随的所有症状。

发病情况：询问发病的时间，发病原因或诱因，传染病病源的接触情况，疾病初起时的症状，起病时的轻重缓急，病变的部位、性质、持续时间、程度及缓解方式等。

病变过程：按时间先后顺序进行询问，从起病到就诊时病情发展、变化的主要情况，症状的轻重程度、性质、范围、部位有无改变及改变的规律，发展的趋势如何，是否有影响症状改变的原因或诱因等。

诊治经过：询问从起病到就诊时的整个过程中所有的诊断与治疗情况。如在何处就医？做了何种辅助检查？诊断为何种病证？用了哪些治疗措施？服用了哪些药物及药物的剂量、用法、时间？疗效如何？是否出现其他不良反应等。均应重点地、简明扼要地予以记录。

现在症状：询问此次就诊时患者的全身自觉症状，包括精神状况、饮食、二便等。可按照"十问歌"的内容进行详细的询问。

仔细询问现病史，可帮助医生掌握大量的临床资料，为分析病情、诊断疾病提供重要依据。通过问诊可以初步诊断疾病，判断疾病的性质如表里寒热虚实等，了解疾病的发生发展、演变过程，可以判断邪正盛衰的情况及疾病的预后等情况。

（三）既往史、生活史、家族史

1. 既往史

既往史包括既往健康状况和既往患病情况。可了解既往患病时主要的诊治情况，包括有无药物、食物或其他物质的过敏史，有无手术病史。判断既往健康状况和患病情况与现在所患疾病有无关联，可作为诊断现有疾病时的参考。

2. 个人生活史

个人生活史包括个人的生活习惯、生活经历、精神状况、饮食习惯、劳逸起居、工作环境等。生活经历包含出生地、居住地、居住时间较长的生活地区及疫区。询问患者精神状况、生活习惯，饮食嗜好，有无烟酒等不良嗜好，劳动性质、劳动强度、作息时间等。女性患者需要询问月经史及生育史。

3.家族病史

家族病史，是指患者直系亲属或者血缘关系较近的旁系亲属的患病情况，以便了解是否有传染性疾病或遗传性疾病。

三、问现在症

症是疾病反映在外的表现，包含症状与体征。通过询问收集现在症，综合分析，可初步了解疾病当前的主要矛盾，是临床辨证的主要根据。一般以清代陈修园改编的"十问歌"为顺序进行问诊。《十问歌》即："一问寒热二问汗，三问头身四问便，五问饮食六胸腹，七聋八渴俱当辨，九问旧病十问因，再兼服药参机变；妇女尤必问经期，迟速闭崩皆可见；再添片语告儿科，天花麻疹全占验。"

（一）问寒热

问寒热是询问患者有无冷与热的感觉。

寒，即怕冷或感觉有冷感。体温低于正常或体温正常，但患者全身或局部有寒冷的感觉。热，即发热或感觉热感。体温高于正常，或者体温正常，但患者有全身或局部有热的感觉，都称为发热。寒热的产生，是病邪的性质和机体的阴阳盛衰两个方面平衡的结果。询问患者寒热感觉可辨别病变的寒热和阴

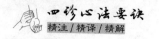

阳盛衰等。

问诊时应仔细询问患者有无寒与热的感觉，以及寒热感觉的部位。注意询问寒热症状的轻重、出现的时间、持续时间、缓解的方式及其伴随症状等。临床常见的寒热症状有以下情况：

1. 但寒不热

患者有怕冷而无发热的感觉，称为但寒不热。多见于外感病初起，或寒邪直中脏腑经络，或内伤阳气亏虚证等。根据怕冷感觉的不同表现，可分为恶风、恶寒、寒战、畏寒等。

恶风：遇风时有寒冷的感觉，避风则缓解。多为外感风邪侵袭肌表所致。

恶寒：感觉周身寒冷，即使添衣加被或近火取暖仍不能缓解。多为外感病初起，卫气被遏，不能外达，肌表失其温煦而致。

寒战：患者恶寒的同时伴有战栗者，称为寒战，是恶寒之甚。其病机、病性与恶寒同。

畏寒：患者自觉怕冷，但添衣加被或近火取暖可以明显缓解，称为畏寒。多为阳气虚衰，或寒邪直中于里，损伤阳气，阳气温煦机体功能减弱的里寒证。

2. 但热不寒

患者感觉发热但无怕冷的感觉，称为但热不寒。多见于里热证。临床上有壮热、潮热、微热之分。

壮热：高热（体温超过 39℃），持续不退，伴口干、口苦，大便秘结者，属里实热证。多为外邪入里化热或温热之邪内传，里热炽盛所致。

潮热：发热有一定的规律，定时发热或定时发热较甚，如涨潮起伏之状。临床上常见以下三种情况：

阳明潮热：又称阳明潮热、日晡潮热。其表现为热势较高，日晡时（下午 3～5 时）热势加剧。多因热结胃肠，燥屎内结的阳明腑实证所致。

湿温潮热：表现为患者自觉热甚，但初按肌肤多不甚热，扪之稍久才觉灼手，或热虽盛，但患者表情淡漠，又称为"身热不扬"，多为湿热内蕴所致。

阴虚潮热：表现为午后或者晚上发热加重，热势相对较低，或仅表现为自我感觉发热，但体温并不增高，常伴有胸中烦热，手足心发热，故又称"五心烦热"。严重者有热自骨髓向外透发的感觉，则称为"骨蒸潮热"，多因阴虚阳亢所致。

微热：发热时间相对较长，热势相对较轻，体温一般不超过 38℃，又称长期低热。多见于内伤气虚、血虚、阴虚、小儿夏季热等病证。

3.恶寒发热

恶寒与发热感觉同时存在称恶寒发热。为外感表证的主要症状之一。恶寒发热多为外感表证初起，外邪与卫阳之气相争的结果。中医有"有一分恶寒便有一分表证"之说。

4.寒热往来

恶寒与发热交替发作，如发作定时多见于疟疾，发作不定时多见于少阳病。

（二）问汗

汗是体内津液通过阳气的蒸发化生而成。询问汗液情况可

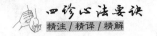

了解津液盈亏、津液运行及阳气的盛衰。

1.无汗

外感病证中，外邪侵袭，郁遏肌表，卫气不得宣散而无汗。邪气入里，耗伤津液，或内伤久病，津亏血少，汗液生化无源，故无汗。

2.有汗

凡营卫不和，热炽内盛，阴阳失调，可导致出汗异常。询问汗出的时间、部位与汗量，汗出病程的长短，能判断疾病的表里、寒热、虚实，阴阳盛衰及疾病的预后。

如有汗，病程短，伴有发热恶风等症状，多见于太阳中风证。

若大汗，伴发热，面赤，口渴饮冷，大便秘结，属里热炽盛，蒸津外泄的实热证。

若冷汗淋漓，伴有面色苍白，四肢厥冷，脉微欲绝，或汗出如油，面色微红，四肢稍暖，脉数急促无力，多为久病、重病患者正气大伤，津液大泄，阳气外脱，为正气已衰，阳亡阴竭的"绝汗"，预后不良。

若汗出不止，活动后加重者，称为自汗，多见于气虚或阳虚证。

若睡着后则汗出，醒则汗止，称为盗汗。伴有潮热、两颧潮红、五心烦热、舌红脉细数等症，多见于阴虚证。

若恶寒战栗，表情痛苦，辗转挣扎而汗出者，称为战汗。多见外感热病过程中，邪正剧烈相争的时候，是疾病发展的转折点。战汗的转归，若汗出病退，脉静身凉者，为正气胜于邪气，病渐转愈的佳象；若战汗后热势不退，症见烦躁，脉来急疾，多为正不胜邪，热邪内陷，疾病加重的危象。

3.局部汗

头汗：头部或头颈部出汗较多，多因上焦邪热或中焦湿热上蒸，逼津外泄；或病危虚阳浮越于上所致。若因饮食辛辣、温热等出现头汗者多为正常。

半身汗：指半侧身体有汗，或半侧身体无汗，或上或下，或左或右。多见于中风先兆、中风证、痿证、截瘫等病人。

手足汗：指手心、足心出汗较多。多因阴经郁热或阴虚阳亢，逼津外出而达于四肢所致。

（三）问周身

1.问疼痛

疼痛是临床中遇到的最常见的一种自觉症状。问诊时，应询问疼痛产生的原因、性质、部位、时间、疼痛缓解形式等。

（1）疼痛的原因：引起疼痛的原因很多，有外感及内伤。因不通则痛者，属实证，不荣则痛者属虚证。

（2）疼痛的性质：引起疼痛的病因病机不同，其疼痛的性质有一定差异性及特异性，临床可见如下几类。

①胀痛：痛且有胀满感，为胀痛。在身体各部位都可以出现，多因气机郁滞所致。

②刺痛：疼痛如针刺，称为刺痛，部位相对固定不移，多因瘀血内停所致。

③绞痛：痛势剧烈如绞割者，称为绞痛，多因有形实邪或寒邪内侵，阻塞经络，闭阻气机而致。

④窜痛：疼痛部位游走不定或走窜称为窜痛，多见于风邪留着经络关节，或胃肠气机阻滞而致。

⑤掣痛：痛处有抽掣感或由一处牵引他处而痛，称为掣痛，多因筋脉失养或经脉阻滞不通所致。

⑥灼痛：痛处有烧灼感或发热感，称灼痛，多因热邪为患，或阴虚阳亢，虚热灼于经络所致。

⑦冷痛：痛处有寒冷感，称冷痛，多因寒凝筋脉或阳气不足而致。

⑧重痛：疼痛伴有沉重感，称重痛，多因湿邪闭阻气机或久病气血亏虚而致。

⑨空痛：疼痛而有空虚之感，称空痛，多见于气虚、阳虚、阴虚、血虚或阴阳两虚等证。

⑩隐痛：痛而隐隐，绵绵不已，称隐痛，多见于气血不足，或阳气虚弱，导致经脉失于濡养或气血运行不畅所致。

（3）疼痛的部位：询问疼痛的部位，可以初步判断疾病所在脏腑经络的位置。

①头痛：整个头部或头的前、后部位，或两侧部位的疼痛，皆称头痛。外感头痛多由邪犯脑府，经络阻滞所致，属实证。内伤头痛多由脏腑虚衰，脑府失养所致，属虚证。病理产物如痰饮、瘀血阻滞经络所致的疼痛，则或虚或实，或虚实夹杂。凡头痛较剧，痛无休止，多为实证，若伴有外感症状者，为外感头痛。凡头痛较轻，病程较长，时痛时止者，多为虚证。若头痛隐隐，过劳则甚，伴神疲乏力，少气懒言，自汗者，属气虚头痛。如头痛隐隐，伴眩晕，唇色淡白，爪甲不荣者，属血虚头痛。头脑空痛，伴腰膝酸软，四肢无力，属肾虚

头痛。如头痛沉重，眩晕，纳呆，腹泻便溏者属脾虚头痛。凡头痛如刺，痛有定处，舌青紫者属血瘀头痛。凡头痛如裹，伴泛吐痰涎，眩晕者，属痰浊头痛。凡头胀痛，伴口苦咽干，目赤者，属肝火上炎头痛。

头颈痛属太阳经头痛，前额痛属阳明经头痛，头两侧部痛属少阳经头痛，头顶痛属厥阴经头痛，头痛连齿属少阴经头痛。

②胸痛：指胸部正中或偏侧疼痛。胸居上焦，心肺居于其内，胸痛多以心肺病变多见，但也见于皮肤、骨骼等疾病。胸痛由心肺疾病引起者多由胸部气机运行不畅导致。胸痛伴潮热盗汗，五心烦热，咳嗽，咯痰，痰中带血者，多见于肺阴亏虚证。胸痛憋闷，痛引肩臂，伴心悸者为心脉闭阻之胸痹。胸痛彻背，背痛彻胸，疼痛剧烈，大汗淋漓，面色青灰，手足青至节者，为真心痛，为心脉急骤闭塞不通所致。胸痛伴壮热面赤，咳嗽气喘，痰黄，鼻翼煽动者，为肺热壅盛，肺失宣降所致。胸痛胀满，伴咳嗽气喘，痰白量多者，属痰湿犯肺所致。胸胁胀满疼痛，伴走窜不定、太息易怒者，属肝郁气滞，胸中气机不利所致。胸部刺痛、固定不移，伴唇舌青紫者，属血瘀。

③胁痛：指胁肋一侧或两侧疼痛。肝胆居于胁，胁又是肝胆经脉循行部位。故胁痛多见于肝胆病变。胁部胀满疼痛、叹息易怒者，多为肝气郁结。胁肋灼热疼痛者多为肝火炽盛或肝阴亏虚。胁肋胀满疼痛，伴身目俱黄者，多为肝胆湿热。胁部刺痛、固定不移者多为瘀血阻滞。患侧肋间饱满，咳唾引痛者多为饮停胸胁。

④胃脘痛：胃脘部疼痛而言，凡外邪侵袭或脏腑功能失调累及胃脘，导致胃的气机升降失常，均可出现胃脘疼痛。胃脘部冷痛，疼势较剧，得热痛减者，多为寒邪犯胃。胃脘部灼热疼痛，伴多食善饥，口臭便秘等多为胃火炽盛。胃脘部胀痛，伴嗳气不舒等多为肝气犯胃。胃脘部刺痛，固定不移等多为瘀血停滞胃脘；胃脘部胀痛，伴嗳腐酸馊，厌食等多为食滞胃脘。胃脘部隐痛，伴呕吐痰涎清水等多为胃阳虚。胃脘部灼热疼痛，伴嘈杂吞酸，饥不欲食等多为胃阴虚。

⑤腹痛：腹部可分为大腹、小腹、少腹三部分。脐周围称为脐腹，属脾与小肠。脐以上称为大腹，包括胃脘部、左上腹、右上腹，属脾胃及肝胆。脐以下称为小腹，属膀胱、胞宫、大小肠。小腹两侧称为少腹，是肝经经脉所过之处。

根据疼痛的不同部位，可以测知疾病所在的脏腑经络。根据疼痛的位置、疼痛性质等可以确定不同的脏腑经络病变及不同病因、病性。

一般情况下凡腹痛发病突然，剧烈疼痛、拒按、得食痛甚者，多属实证。凡腹痛发病徐缓、隐痛、喜按、得食痛减者，多属虚证。凡腹痛得热痛减者，多属寒证。凡腹痛喜冷者，多属热证。大腹隐痛，伴厌食，便溏，喜温喜按等多为脾胃虚寒。小腹胀痛，小便不利等多为癃闭。小腹刺痛，小便不利等多为膀胱蓄血。少腹冷痛，牵引阴部等多为寒凝肝脉。绕脐痛，起包块，按之条索状，可移动等多为虫积腹痛。

⑥腰痛：腰部冷痛，以脊骨痛为主，活动受限，得热则减，多见于寒湿痹证。腰部冷痛，小便清长，多见于肾虚证。腰部刺痛，固定不移，多见于闪挫跌扑瘀血停滞。腰脊骨疼

痛，病多在骨。以两侧腰痛为主，多病在肾。腰脊疼痛牵引下肢者，多在下肢经脉。腰痛连腹，如绕带状，多病在带脉。

⑦背痛：背痛连及头项部，伴有外感症状者，为风寒或风热之邪侵犯太阳经。背部冷痛伴畏寒肢冷者，属阳虚证。脊柱骨空痛，不可俯仰者，多见于精气亏虚，督脉受损。

⑧四肢疼痛：多因风寒湿邪侵犯经络、肌肉、关节，阻碍经脉气血运行所致。四肢关节痛、游走不定，多见于风痹。四肢关节重痛，周身困重者多为湿痹。四肢关节冷痛剧烈，得热痛减为寒痹。四肢关节灼热疼痛，喜冷，或得冷则减，伴关节红肿，多为热痹。足跟部或胫膝部隐隐而痛，多为肾虚。

⑨周身痛：新病周身酸重疼痛，伴有外感表证者，属外邪束表，经脉被束。若久病重病，久卧病床，周身疼痛，属气血亏虚，经脉失养。

2. 问头身其他不适

问头身其他不适，包括头晕、目眩、目涩、视力减退、耳鸣、耳聋、重听、胸闷、心悸、腹胀、麻木等。

（1）头晕

指自觉视物旋转不定，轻者闭目即止，重者感觉天旋地转，不能站立，闭目亦不能缓解，伴恶心呕吐。临床常见风火上扰，肝阳上亢，心脾血虚，肾精不足，痰湿中阻，瘀阻脑络等。

（2）目痛、目眩、目涩、雀目

①目痛：眼睛红肿疼痛，伴心烦易怒者，多见于肝火上炎证。红肿疼痛，伴畏光多眵者，多见于风热火毒上攻证。目痛剧烈，头痛难忍，恶心呕吐，瞳孔散大，多是青光眼。目部

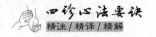
隐隐作痛，时作时止，多见于肝阴血亏虚证。

②目眩：是指视物昏花不清，或视物有旋转的感觉。多因肝肾亏虚，肝阳上亢，肝血不足，目失所养而致。

③目涩：指眼目干燥，枯涩不适，似有异物入目的感觉。多属肝火上炎或肝阴亏虚，目失所养而致。

④雀目：多在黄昏后视物不清，又称夜盲。多因肝血不足或肾阴损耗，目失所养而成。

（3）耳鸣、耳聋、重听

①耳鸣：自觉耳内响声，如闻蝉鸣或潮水样。若起病突然，耳鸣声大如涨潮声，用手按之，鸣声不减者，多属实证，因外感病邪，肝胆火盛，痰瘀互结，蒙蔽耳窍所致。耳鸣如蝉声，声音细小，以手按之，鸣声减轻者，属虚证，多由气血不足，肾精亏虚，耳失所养而致。

②耳聋：新病突发耳聋多属实证，因邪蒙清窍，耳窍失养或毒伤耳络所致；逐渐耳聋多属虚证，多因脏腑亏虚，耳失濡养而致。

③重听：是听不清楚声音，以致引起错觉，也是听力减退的表现，多见于肾虚或外邪入侵所致。

（4）胸闷

胸部胀满憋闷不舒的感觉，称为胸闷，多因胸部气机阻滞所致。病因病机与胸痛相似。

（5）心悸怔忡

自觉心中跳动异常，心慌不已，不能自主，称为心悸。若因惊吓等外来因素诱发而悸称为惊悸。怔忡是在没有外来刺激下，心中异常跳动，持续时间较长，病情相对较重。多因气血亏虚，心失所养；心阳不足，鼓动乏力；阴虚火旺，火扰心神；痰浊阻滞，心脉不通；水饮内停，上凌心肺；气滞血瘀，扰乱心神等导致。

（6）腹胀

是指腹部胀满，如有物支撑，腹部增大的表现。其病机总以气机阻滞为主，虚则气失健运，实则气机郁滞。实证可见于寒湿犯胃、阳明腑实、肝气郁滞、食积胃肠、痰饮内停等证。虚证多见于脾虚证。上腹部胀满，多属脾胃病变；小腹部胀满，多属膀胱病变；胁部胀满，多属肝胆病变。

（7）麻木

指肢体或躯干某些部位感觉如触电不适的一种病证。多因气血亏虚或风痰阻络、气滞血瘀等引起。其主要病机为气血不濡养经脉所致。

（四）问饮食与口味

问饮食与口味包括询问口渴、饮水量、进食量、口味等几个方面。应注意有无口渴、饮水多少、喜冷喜热、食欲情况、食量多少、食物的善恶、口中有无异常的味觉和气味等情况。

1. 问口渴与饮水

询问口渴与饮水的状况，可以辨别津液的盈亏和输布状况。

（1）口不渴：提示津液未伤，多见于寒证或湿证。

（2）口渴：提示机体津液亏虚或输布障碍。临床常见以下情况：

① 口渴多饮：口渴较为明显，饮水量多，伴面赤、唇干

者，多见于实热证，也可见于消渴病及汗吐下后津液大伤。

②渴不多饮：有口干、口渴的感觉，但饮水量不多，多见于湿热、痰饮、瘀血、阴虚等证导致的津液输布障碍或津液轻度受损。

2. 问食欲与食量

询问食欲与食量，可以判断脾胃的功能、疾病的轻重及预后。

（1）食欲减退与厌食：食欲减退又称"纳呆"，病人不想吃东西，饮食量减少。厌食即厌恶食物。

①食欲减退，食量减少，伴大便溏泄，常见于脾胃气虚、湿邪困脾等证。

②厌食，伴嗳腐吞酸，口中酸馊味，多因伤食而致。

③饥不欲食，指有饥饿感又不想进食，常见于胃阴不足证。

（2）多食易饥：指食欲亢进，饮食量较平时增多，食后不久就有饥饿的感觉，又称为"消谷善饥"，临床多见于胃火炽盛、胃强脾弱等证。亦见于消渴病、瘿病。病机多为胃热，腐熟太过而致。

（3）饮食偏嗜：指偏好食用某些特殊食物或某种异物。

问食欲与食量时，还需结合进食情况进行辨证。如喜欢进热食者，多属寒证。喜欢进冷食者多属热证。进食后症状减轻者，多属虚证。进食后症状加重者，多属实证。疾病过程中，食欲逐渐增加直至恢复正常者，提示胃气渐复，预后较佳。食欲逐渐减退，食量逐渐减少，甚则不食者，提示胃气渐衰，预后不佳。若久病重病患者长期不能饮食，突然想食，但又不能咽下者，为脾胃之气将绝的危候，称"除中"，属"回光返照"的表现。

3. 口味

口味，指口中出现异常的味觉。口淡乏味，多因脾胃虚弱而致。口中甜味，多见于脾胃湿热证。口中黏腻，多属湿热困脾胃。口中泛酸，见于肝胃蕴热证。若口中酸馊，多见于伤食证。口中苦味，多见于热证。口中泛咸，多见于肾病及寒证。

（五）问大小便

询问大小便的性质、颜色、气味、便量、排便次数、排便感及排便时伴随症状等。询问大小便，可以初步判断脾、胃、大小肠、肾、膀胱、三焦等脏腑功能的强弱以及津液的盈亏与输布情况，同时也可辨别疾病的寒、热、虚、实等。

1. 问大便

健康人一般情况下一日或两三日大便一次，黄色成形的软便，排便通畅，无异常感觉。若气血津液亏虚，肠道不润，或气血运行障碍，脏腑功能失常，均可出现排便次数和排便感觉等出现异常。

（1）便次异常：指排便次数增多或减少，超过正常范围，临床有便秘与泄泻之分。

① 便秘：即大便秘结，指便次减少，排便的间隔时间延长，常在四至七天以上排便一次，伴有腹胀不适者，称为便秘。多见于胃肠积热、阴寒凝滞、气机郁滞、津液不足、气血亏虚等证。病机总由大肠传导功能失常所致。

② 泄泻：大便稀软不成形，甚则水样便，便次增多，日

三、四次以上。多因脾胃运化功能失常、水湿不化、大肠传导功能亢进所致。常见于外感六淫、饮食不洁、伤食、大肠湿热、肝郁乘脾、脾肾虚衰等证。

（2）排便感觉异常：排便时有明显的不舒适感觉。

①肛门灼热：指排便时肛门有灼热样感觉。其病机为大肠湿热，多见于湿热、暑湿等证。

②排便不爽：排便不通畅，有滞涩难尽的感觉。病机为肠道气机不利，多见于伤食、肝郁乘脾、湿热蕴结等证。

③里急后重：即腹痛窘迫，急于排便，时时欲泻，肛门重坠，便出不爽，多因湿热蕴结肠道所致的痢疾。

④滑泻失禁：久泻不愈，大便不能自己控制，自然滑出，又称"滑泻"。多见于久病体虚，脾肾阳虚，或神志不清，肛门失约而致。

⑤肛门气坠：即肛门有向下重坠的感觉，重者肛脱欲出。多因脾气虚衰，中气下陷，升举无力所致。

2. 问小便

一般情况下，健康成人一昼夜排尿量约为 1500 ~ 2000 毫升，白天 3 ~ 5 次，夜间 0 ~ 1 次。排尿的次数、尿量，可受气温、饮水、运动、出汗、年龄等因素的影响而有不同差异。疾病情况下可使排尿次数、尿量及排尿时的感觉出现异常情况。

（1）尿量异常：指昼夜尿量过多或过少，超出正常范围。

①尿量增多：多因寒凝，气化不利，或肾阳虚衰，阳不化气，水液外泄而致。

②尿量减少：多因机体津液亏虚，尿液来源不足；或津

液输布障碍；或阳气亏虚，气化不利，水湿泛溢于肌肤而致。

（2）排尿次数异常：

① 次数增多：又称小便频数，病机为膀胱不约，气化功能失职而致。多见于膀胱湿热、肾气不固等证。

② 排尿次数减少：排尿的次数明显减少，可见于津液亏虚、肾气不足或尿路阻塞等。

（3）排尿感异常：指排尿时感觉和排尿过程发生变化，出现异常情况，如尿痛、癃闭、尿失禁、遗尿、尿闭等。

① 小便涩痛：即排尿时有急迫灼热疼痛的感觉，伴排尿不畅，多为膀胱湿热，或砂石阻滞尿道，气机不畅而致。

② 癃闭：小便不畅，点滴而出为癃；小便不通，点滴不出，统称为癃闭。病机有虚有实。实者多为湿热蕴结、肝气郁结或瘀血、结石、异物、术后等导致尿道阻塞而致。虚者多为年老体弱，气血不足，肾阳虚衰，膀胱气化不利而致。

③ 余沥不尽：即小便后点滴不尽，多为肾气不固所致。

④ 小便失禁：指小便不能随意识控制而自行排出。多为肾气不足，下元不固；或下焦虚寒，膀胱失去温煦，不能制约水液而致。若患者神志昏迷，而小便自遗，则属病情危重。

⑤ 遗尿：是指 3 岁以上人群在睡眠中小便自行排出，俗称尿床。基本病机为膀胱失于约束。可见于肾虚、脾虚气陷、膀胱湿热等证。

（六）问睡眠

临床常见的睡眠失常有失眠、嗜睡。

1.失眠：又称"不寐"，指经常不易入睡，或睡而易醒，不易再睡，或睡而不酣，易于惊醒，甚至整夜不眠的表现。其病机是阳不入阴，神不守舍。多因气血不足，神失所养；阴虚阳亢，虚热内生；肾水不足，心火偏亢等致心神失养；或食积、痰火、瘀血等致心神被扰。

2. 嗜睡：又称"多眠"，指精神疲惫不堪，睡意较浓，或不自主地入睡。其轻者神志清楚，呼之可醒，精神极度困倦，疲乏易睡，或呈似睡而非睡的状态，称为"但欲寐"。如日夜沉睡，呼之可醒，神志朦胧，偶可对答，称为"昏睡"。嗜睡则为神气不足而致。若湿邪困阻，清阳不升；或脾气虚弱，中气不足，不能上荣，皆可使精明之府失于清阳之荣，故出现嗜睡。气血不足、心肾亏虚、痰浊、瘀血等阻滞均可导致嗜睡，临床当结合全身情况进行辨治。

（七）问经带

妇女有月经、带下、妊娠、产育等生理特点，疾病发生时，可引起上述方面的病理改变。询问其经、带、胎、产等情况，可作为妇产科或一般疾病的辨证依据。

1. 问月经

询问月经的周期，行经的天数，月经的量、色、质、有无闭经或经行腹痛等表现。

（1）经期：即月经的周期，是指每次月经相隔的时间，一般情况下为28～32天。经期异常主要表现为月经先期、月经后期和月经先后不定期。

月经先期：月经周期提前7天以上，连续3个周期以上，称为月经先期。多因血热妄行，或气虚不摄，或瘀血内停而致。

月经后期：月经周期延后 7 天以上，连续 3 个周期以上，称为月经后期。多因气血亏虚、血寒、痰阻、血瘀而致。

月经先后不定期：月经超前与错后不定，相差时间多在七天以上者，连续 3 个周期以上，称为月经先后不定期，又称月经紊乱。多因情志不舒，肝气郁结，失于条达，气机逆乱，或者脾肾虚衰，气血不足，冲任失调，或瘀血内阻，气血不畅，经期错乱，故月经先后不定期。

（2）经量：月经的出血量，称为经量，正常女性平均约为 50 毫升，不同个体可有一定差异。经量的异常主要表现为月经过多和月经过少。

月经过多，每次月经量超过 100 毫升，称为月经过多。多因血热妄行，瘀血内阻，气虚不摄而致。

月经量少，每次月经量少于 30 毫升，称为月经过少。多因寒凝，经血不至，或血虚，经血化源不足，或血瘀，痰阻，经行不畅而致。

（3）崩漏：指妇女非行经期出现不规则的阴道出血。出血量多而势急迫者为崩，出血量少而势缓者为漏，统称为崩漏。临床以血热、气虚、血瘀等最为多见。血得热则妄行，损伤冲任，经血不止，其势多急骤。脾虚中气下陷，或气虚冲任不固，血失固摄，经血不止，其势多缓和。

（4）经闭：18 岁以上的成熟女性，月经未潮，或来而中止，停经三月以上，又未妊娠者，称闭经或经闭。闭经是由多种原因造成的，其病机为经络不通，经血闭塞，或血虚血枯，经血失其源泉，闭而不行。可见于肝气郁结、瘀血、湿盛痰阻、阴虚、脾虚等证。

闭经应特别注意与妊娠期、哺乳期、绝经期等生理性闭经加以区别。同时青春期、更年期，因情绪、环境改变可致一时性闭经及暗经，临床要仔细分析。

（5）经行腹痛：是在行经期，或行经前后，出现小腹部疼痛的症状，亦称痛经。多因气血运行不畅，胞脉不利，或胞脉失养所致。可见于寒凝、气滞血瘀、气血亏虚等症。一般行经腹痛，痛在经前者多属实证，痛在经后者多属虚证。按之痛甚，拒绝按压者为实证；按之痛减，喜欢按压者为虚证。得热痛减者为寒证，得热痛不减或益甚者为热证。绞痛多为寒证，刺痛、钝痛、闷痛、胀痛多为气滞血瘀证，隐隐作痛多为血虚证。气滞为主则胀甚于痛，瘀血为主则痛甚于胀。

2. 问带下

凡带下色白而清稀、无臭，多属虚证、寒证，量多者为寒湿下注证。带下色黄赤，黏稠臭秽，多属实证、热证，量多者为湿热下注证。若带中混有血液，为赤白带，多属肝经郁热。赤白带下，恶臭者，要考虑宫颈癌变的可能，需做相关检查。

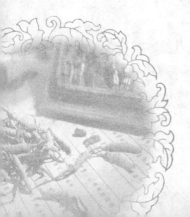

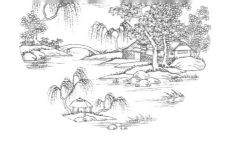

第五章　综合诊法

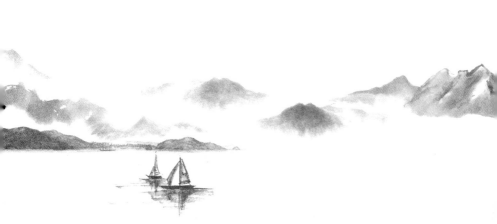

一、辨别疾病真伪方法

【原文】

望以观色，问以测情。召医至榻^①，不盼不惊，或告之痛，并无苦容，色脉皆和，诈病欺蒙。

【提要】

运用望诊、问诊、切诊相结合，以辨别是否生病的方法。

【注释】

① 榻：床。

【译文】

通过望诊观察面色，结合问诊仔细询问病情，了解疾病情况。医生来到病床前，病人若无疾病的痛苦表情与疾病的神态，虽然告诉疼痛所在，但没有痛苦的表情，面色及脉象也表现为平和无疾之象，则此病人有欺诈装病的可能。

【解析】

问诊在诊察疾病中起到非常重要的作用，问诊是收集病情资料，诊断疾病的重要方法。正如《素问·征四失论》所说："诊病不问其始，忧患饮食之失节，起居之过度，或伤于毒，不先言此，卒持寸口，何病能中……"通过问诊可以获得患者的自我感觉症状，了解疾病的发生、发展、变化及诊治经过，以及既往病史、生活史和家族史等。医生获得以上与疾病相关的临床资料，可作为辨证的可靠依据。有的疾病通过详细的问诊，医生可以抓住疾病的主要线索，做出初步的诊断。此外，通过问诊还能初步了解疾病的大体范围，避免盲目的、不必要的检查。通过问诊，医生还可了解患者的心理状况，能较好地与病人进行思想沟通交流，既有利于疾病的诊断和治疗，又有利于加强建立良好的医患关系。《难经·六十一难》说："问而知之谓之工。"强调医生在询问病人了解病情的时候，需要一定的方式方法和沟通技巧，要有和蔼的态度。医生是否能通过认真仔细地询问，获得及时、准确、客观、全面的有关疾病的临床资料，与询问的方法和技巧有着密切的关系。

【原文】

脉之呻吟，病者常情。摇头而言，护处必疼。三言三止，言謇①为风，咽唾呵欠，皆非病征。

【提要】

辨别有病、无病的方法。

【注释】

①謇：音 jiǎn，说话不清、迟钝。

【译文】

切脉的时候，病人呻吟不止，是有疾病的常见表现。患者摇头回答问题，以手护住患处，是有疼痛的表现。语言謇涩不流利，是中风的临床表现。一般情况下，吞咽唾涎及打呵欠，则不一定是疾病的表现。

【解析】

当医生在为病人进行收集资料及诊断时，要善于观察病人的各种表现是真病还是在装病，要结合望、闻、问、切等多种诊法进行综合分析判断。不要被病人装出疾病的假象表现所蒙蔽，临床中一定要仔细检查。

二、色神诊法

【原文】

黑色无痛，女疸①肾伤，非疸血蓄，衄下后黄。面微黄黑，纹绕口角，饥瘦之容，询必噎膈。

【提要】

黑色的临床意义。

【注释】

①女疸：即女痨疸，黄疸类型之一。证见身黄、额上微黑、膀胱急、少腹满、小便通利、大便色黑。

【译文】

面色黑而无疼痛，多见于肾虚所致女劳疸，或血瘀证，或为衄血。如面色微黄黑，纹路环绕在口角，兼见形体消瘦，通过询问可知患者多为噎膈病。

【解析】

皮肤的颜色一般分成赤、白、黄、青、黑五种。皮肤色泽的改变在一定程度上可反映疾病的性质和脏腑功能、气血的盛衰及运行状况。面色发黑，临床见于肾虚、寒证、水饮、血瘀、剧痛的病人。面黑干焦者，多见于肾阴亏虚，因阴虚火旺，虚火灼阴，肌肤失养所致。面黑暗淡或黧黑者，多见于肾阳虚衰，因肾阳虚衰，水湿不化所致。眼眶周围发黑者，多见于肾虚水饮或寒湿内停。面色黧黑，肌肤甲错者，多见于瘀血久留。

【原文】

白不脱血，脉如乱丝，问因恐怖，气下神失。乍白乍赤，脉浮气怯①，羞愧神荡，有此气色。

【提要】

面色白的临床意义。

【注释】

①怯：音 qiè，胆小。

【译文】

面色发白而无出血的表现，脉象偏快而节律不整齐者，结合问诊可推测是因受到惊恐，恐则气下，神不守舍导致的。如见到面色一会白，一会红，交替出现，脉浮者，其情志表现多为胆怯、怯懦，为神失所藏导致。

【解析】

面色发白常见于虚证（血虚、气虚、阳虚）、失血证、寒证。面色淡白无华，唇舌爪甲色淡者，多见于血虚证或失血证。若面色㿠白者，多属于阳虚证。若㿠白虚浮，多见于阳虚水泛。面色苍白者，多见于亡阳、气血暴脱或阴寒内盛。寒邪内盛，凝滞血脉，亦可出现面色苍白。

三、局部诊法

【原文】

眉起五色，其病在皮。营变蠕动，血脉可知。眦目筋病，唇口主肌。耳主骨病，焦枯垢①泥。

【提要】

通过五体（筋、脉、肉、皮、骨）辨别疾病。

【注释】

①垢：音 gòu，污秽。

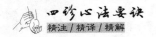

【译文】

两眉间出现异常的色泽改变，其病多在皮肤。若出现肢体蠕动，可推测营血及络脉的病变。若眼睛目眦颜色改变，提示筋脉病变。若口唇出现颜色改变，表示肌肉病变。若两耳颜色改变，焦黑枯萎者，多见于骨病。

【解析】

中医学认为人体内有五脏、六腑，外有五官孔窍，即内通于五脏的外窍。心与舌相通，肝与目相通，脾与口相通，肾与耳相通，肺与鼻相通。躯体有皮、肉、脉、筋、骨等五体，分属五脏所主管，肺主皮毛，脾主肌肉，心主脉，肝主筋，肾主骨。以五脏为核心，配合六腑，主管五体、五官，他们之间相互联系，内外沟通，构成人的生命整体。五脏六腑与形体官窍在生理上相互联系、相互制约。五脏六腑和皮、肉、脉、筋、骨及口、鼻、舌、眼、耳、前后二阴等官窍组织，形成统一协调的整体，彼此之间相互分工合作，相互制约，相互调节。在病理上表现为脏腑病变可相互影响和相互传变。如出现脏腑功能失常，可反映于体表，体表组织器官的病变亦可影响脏腑功能。脏与脏、脏与腑、腑与腑之间，也可相互影响，发生疾病的传变。在诊断上当司外揣内，以表知里。通过五官、形体、色脉等表现在外的异常，由现象推断本质，据此可以测知内脏的功能状态，诊断脏腑的病变，并判断疾病的轻重顺逆。

【原文】

发上属火，须下属水，皮毛属金，眉横属木，属土之毫，腋阴脐腹。发直如麻^①，毛焦死故。

【提要】

通过毛发分布的部位与脏腑关系来诊断疾病的方法。

【注释】

① 麻：纷乱。

【译文】

头发长在巅顶之上，在五行属火。胡须长在颏部，在五行属水。皮肤毫毛，在五行属金。眉毛，在五行属木。腋下、二阴及脐腹部的毫毛，在五行属土。若毛发干枯失去光泽，笔直却如乱麻，一般预后不佳。

【解析】

毛发的生长与肾的功能、精血的盛衰有密切相关，但由于生长部位的不同，与脏腑功能也密切相关。故望毛发不仅可以辨别肾、精血的盛衰，还可以根据毛发部位的不同，而推断脏腑功能的状态。一般正常无病的情况下，毛发光亮润泽，是脏腑功能较好，精血充盈的表现。如果患病出现头发直而乱，或胡须、毫毛枯槁无光，则说明是脏腑功能减退，精血衰败的表现，提示预后不佳。

【原文】

阴络从经，而有常色，阳络无常，随时变色。寒多则凝，凝则黑青。热多则淖^①，淖则黄红。

【提要】

运用络脉诊断疾病的方法。

【注释】

① 淖：音 nào，柔和。

【译文】

阴络一般位于身体内侧及相对隐蔽的部位，颜色也相对比较稳定。阳络一般位于身体外侧及相对暴露的部位，其颜色容易随环境、季节的变化而改变。如脉络出现黑青色，多因机体受到寒邪的侵袭，脉络凝结所至。若络脉出现黄红色，多因机体受到热邪的侵袭，热则使血流加速所致。

【解析】

按照络脉的分布，阴络分布在人体内侧，不易暴露，不易随季节变化而改变。阳络分布在人体外侧，暴露于外，易受环境、季节变化而改变。因寒主收引，寒凝气滞，筋脉拘急，故可见络脉青色。因邪热亢盛，血行加速，脉络扩张，气血充盈，故可见络脉发红。原文指出身体各部位颜色的改变与否，与暴露的情况有密切关系。

【原文】

胃之大络，名曰虚里，动左乳下，有过不及。其动应衣，宗气①外泄，促结积聚，不至则死。

【提要】

虚里诊病法。

【注释】

① 宗气：由脾胃运化的水谷精气与肺吸入的自然清气结合而成。

【译文】

胃的大络，称为虚里，相当于左乳下心尖搏动的位置，可以用手触按其搏动的强弱来诊断五脏的虚实。如果虚里搏动明显应衣，是宗气外泄的临床表现；如果虚里搏动节律不齐，或快或慢，是内有积聚的表现；如果虚里搏动减弱或消失不应手，则预后不良。

【解析】

虚里即位于左乳下第四、五肋间，乳头下方稍内侧的心尖搏动处。心脏收缩的时候，用手指指尖或掌侧鱼际可以触及心尖部冲击胸壁向外的搏动感。正常情况下，心气充盛，搏动有力，则虚里按之应手，节律整齐，一息4～5至，动而不紧，聚而不散，缓而不怠。若心气不足或饮停心包，搏动无力，按之则搏动微弱。若心阳不足，则出现搏动迟弱。若心肺气绝，则搏而洪大外泄，或绝而不应，多属于危候。孕妇胎前产后，虚里搏动明显高亢为危候。虚损劳瘵的病人，若见到虚里搏动逐渐增高者多为疾病加重的表现。虚里搏动次数增快，伴随有停止者，多为宗气外脱，不能内守的表现。虚里搏动缓慢而无力，或久病体弱而搏动较快者，多见于心阳不足证。虚里搏动明显，聚而不弥散者，多见于外感热邪、小儿食积或痘疹等热证。另外因情绪激动，受到惊吓，剧烈运动者虚里搏动明显，休息后能恢复正常者不属病态。肥胖之人因胸壁脂肪较厚，虚里搏动不明显，多属生理现象。

【原文】

脉尺①相应，尺寒虚泻，尺热病温，阴虚寒热。风病尺滑，痹病尺涩，尺大丰盛，尺小亏竭。

【提要】

尺肤诊病的方法。

【注释】

①尺：尺肤。

【译文】

切脉与诊察尺肤相结合，如果触及尺肤寒冷感，多为虚寒泄泻；触及尺肤温热感，多见温热病或阴虚证；如触及尺肤光滑多见于风病；触及尺肤枯涩多见于痹证。尺肤宽大者为体质强壮，尺肤瘦小者多为体质弱小。

【解析】

"尺肤"指前臂内侧，腕横纹到肘横纹之间的皮肤。触诊尺肤寒热滑涩，是诊断疾病的重要方法。《灵枢·邪气脏腑病形》说："脉急者，尺之皮肤亦急；脉缓者，尺之皮肤亦缓；脉小者，尺之皮肤亦减而少气；脉大者，尺之皮肤亦贲而起；脉滑者，尺之皮肤亦滑；脉涩者，尺之皮肤亦涩。"一般医生用左手握住病人手掌，右手握住病人左上臂近肘处，向桡侧外翻前臂，充分暴露尺肤部，用指腹或手掌平贴尺肤处感觉尺肤的寒热、滑涩、缓急。诊右尺肤时，左、右手交换位置，并对左、右尺肤的情况进行对比。一般情况下，健康人尺肤温润，光滑而有弹性。若触及尺肤部较正常明显有热感，多见于热证；触及尺肤部有冰凉感，多见于泄泻、少气、寒证；触按尺肤部肿胀，按之凹陷不起者，多见于风水；尺肤粗糙，干涩如鱼鳞者，多见于精血不足，或瘀血内阻。

【原文】

肘候腰腹，手股足端。尺外肩背，尺内膺①前。掌中腹中，鱼②青胃寒。寒热所在，病生热寒。

【提要】

肘臂诊病的方法。

【注释】

①膺：音 yīng，胸部。

②鱼：大、小鱼际处。

【译文】

可以通过肘部来诊察腰部和腹部的病变，手部可诊察大腿及足部的病变。小臂外侧可诊察肩部和背部病变，小臂内侧可诊察胸部病变。手掌可诊察腹部病变，鱼部发青，提示胃中有寒。脏腑所在臂、肘、手、掌的对应区出现寒、热表现，则提示脏腑有寒、热病变。

【解析】

肘的上部称为上臂，肘的下部称为小臂，手大拇指本节后称为鱼际。根据全息理论，按照肘臂的不同位置，分候不同的脏腑组织，可诊断疾病。将上臂部候腰和腹，将手候大腿和足部，将小臂候肩部和背部，将尺部内侧候胸部，将手掌候腹部。臂、肘、手、掌等某处出现寒或热的表现，提示所主候的脏腑组织内有寒或有热。

按全身肌肤可辨别寒热，还可从寒热的微甚辨别表里虚实。凡阳气盛者多有热，阳气衰者多有寒。凡身热开始按的时候较热，久按之热感反而减轻者，是热在表；若久按之其热感加重者，为热在里。肌肤濡润而喜按者，为虚证；患处拒按者，为实证。轻按即痛者，病位表浅；重按始痛者，病位较深。肌肤干燥者，为无汗，因津液亏虚，或精血不足；肌肤干瘪者，为津液、精血亏损；湿润者，为汗出或津液未伤。肌肤甲错者，多为瘀血内停。

按手足可判断病证的寒、热、虚、实。凡伴畏寒肢冷者，多见于寒证；手足俱热者，多为热证。手足的背部热盛于手足心者，多为外感发热；手足心热甚于手足背者，多为内伤发热。还有以手心热与额上热的轻重，来辨别表热或里热的方法，额上热甚于手心热者，多为热在表；手心热甚于额上热者，多为热在里。

【原文】

诊脐上下，上胃下肠。腹皮寒热，肠胃相当。胃喜冷饮，肠喜热汤。热无灼灼，寒无沧沧①。

【提要】

脐腹部诊察的方法。

【注释】

① 沧沧：音 cāng cāng，寒冷貌。

【译文】

以脐部分候上下，脐上属胃，脐下属肠，根据腹部皮肤触摸到的寒热感觉，可以大致了解肠胃的寒热。胃喜冷饮，肠喜热饮。饮食时，注意热的饮食不宜太过辛辣滚烫，冷的饮食也不宜太冰凉。

【解析】

按脘腹部位，应熟悉掌握腹部脏器的分布情况。根据触及腹部凉热、软硬、胀满、肿块、压痛以及脏器大小等，推断疾病所在脏腑的病位和证候性质。正常人腹壁平坦，按之柔软，张力适度，寒温适中，润湿适中。如果腹部凹陷，触之松软无力，紧张度降低，多见于精血亏虚之久病、重病病人及年老体弱者。若整个腹部或一侧紧张度消失，多见于痿病和中风导致的腹肌瘫痪无力等。全腹突起，压痛，反跳痛，腹壁高度紧张，状如硬板，多因脏器穿孔或破裂引起。肠痈患者多见右下腹紧张，压痛，反跳痛。胆腑湿热，多见右上腹紧张，压痛。一般情况下，按之肌肤发凉而喜温者，多见于寒证；按之肌肤灼热而喜凉者，多见于热证。腹痛喜按者多见于虚证；腹痛拒按者多见于实证。

脘腹部按之饱满充实抵抗，有压痛，拒绝按压者，多见于实满。若脘腹部按之虚软而缺乏弹性，无压痛，喜欢按压者，多见于虚满。脘部推之漉漉有声者，多见于水饮内停胃肠为患。腹部高度胀大，如鼓之状者，称为鼓胀，鼓胀分水鼓和气鼓。医生两手分置于腹部两侧相对位置，一手轻轻叩拍腹壁，另一手则有波动感，按之如囊裹水者，为水鼓；一手轻轻叩拍腹壁，另一手无波动感，以手叩击如击鼓之膨膨然者，为气鼓。

若腹部触及肿块，要注意辨别肿块的大小、部位、形态、硬度、有无压痛和是否移动等情况。凡肿块固定不移，痛处固定者，为癥积，病属血分。肿块可移动，痛处移动，聚散不定者，为瘕聚，病属气分。形状不规则，表面不光滑，坚硬如石者多为癌瘤恶候。若腹中结块，按之聚散起伏，或按之形如条索状，或如蚯蚓蠕动者，多见于蛔虫。若妊娠可在下腹扪及胀大的胞宫，若未妊娠而在下腹部扪及包块，则可能是胞宫或膀胱肿瘤。

一般情况下，腹部出现的疼痛或压痛，多表示腹腔内该处的脏器组织有病变。如右季肋部压痛，多见于肝、胆、右肾和降结肠的病变。上腹部压痛，多见于肝、胆、胃腑和横结肠病变。左季肋部压痛，多见于脾、左肾、降结肠等病变。右腰部压痛，多见于肾和升结肠病变。脐部压痛，多见于小肠、输尿管病变。左腰部压痛，多见于左肾、降结肠病变。下腹部压痛，多见于膀胱疾病、肠痈或女性胞宫的病变。左少腹作痛，按之有硬块者，多见于肠中宿粪。右少腹作痛而拒按，或出现"反跳痛"或按之有包块应手者，多见于肠痈等病。

【原文】

胃热口糜，悬心善饥。肠热利热，出黄如糜[①]。胃寒清厥，腹胀而疼。肠寒尿白，飧泻肠鸣。

【提要】

胃肠寒热的诊断。

【注释】

① 糜：音 mí，烂。

【译文】

口腔糜烂，心中嘈杂不适，消谷善饥，多为胃中有热。下利灼热，大便色黄，黏稠黄赤如糜，多为肠道有热。四肢不温，腹部胀满疼痛，多为胃寒证。小便清长，肠鸣泄泻，甚则完谷不化，多为肠道有寒。

【解析】

临床常见病人食欲及大小便的改变，主要反映脾胃、大小肠的病变，也可能是其他脏腑病变影响到脾胃、大小肠功能的表现。根据饮食及大小便改变可辨别疾病的寒热。病人进食量较多，食后不久又感到饥饿的表现，称多食易饥，多为胃热炽盛，腐熟亢奋，常可伴有口腔糜烂、牙龈出血等表现。若兼多饮多尿，形体消瘦者，多见于消渴病。若兼见眼球突出，喉结两侧肿大，随吞咽上下移动，多见于瘿病患者。若兼大便溏泻者，为胃强脾弱。肠道有热常表现为大便的异常，表现为下利黄稠，黏滞不爽，肛门灼热，甚则脓血便，或里急后重，即腹痛急迫欲便，窘迫不畅，肛门重坠，便意频数。胃寒则脘腹胀满冷痛，四肢不温，兼有呕吐清水。肠道有寒则大便次数增多，粪质稀薄不成形，甚至呈水样便，小便清长。

【原文】

木形之人，其色必苍。身直五小①，五瘦五长②。多才劳心，多忧劳事。软弱曲短，一有非良。

火形赤明，小面五锐③。反露偏陋，神清主贵。重气轻财，少信多虑。好动心急，最忌不配。

土形之状，黄亮五圆④。五实五厚⑤，五短⑥责全。面圆头大，厚腹股肩。容人有信，行缓心安。

金形洁白，五正五方⑦。五朝五润⑧，偏削败亡。居处静悍，行廉性刚。为吏威肃，兼小无伤。

水形紫润，面肥不平。五肥五嫩⑨，五秀五清⑩。流动摇身，常不敬畏。内欺外恭，粗浊主废。

【提要】

归纳为木、火、土、金、水五种类型人的体质差异和生理特征。

【注释】

① 五小：指肢体、头面瘦小。

② 五瘦五长：指躯体瘦削，高而纤细。

③ 五锐：五官显得尖锐。

④ 五圆：头圆而五官肥厚。

⑤ 五实五厚：颜面五官肥厚大丰满。

⑥ 五短：手指、脚趾短。

⑦ 五正五方：五官方正。

⑧ 五朝五润：精悍瘦小，皮肤润泽。

⑨ 五肥五嫩：躯体肥胖丰满，皮肤细腻。

⑩ 五秀五清：眉清目秀。

【译文】

木形人的体质特点：皮肤颜色稍青，头偏小，面略长，两肩宽阔，背部挺直，身体弱小。有才能，劳心，体力不强，常有忧虑之心，做事勤劳。如身体虚弱，背部弯曲短小，是身体状况不佳的表现。

火形人的体质特点：脸形瘦小尖锐，头偏小，脊背宽厚，对事物的理解敏捷。讲义气，轻财，缺少信用，多疑善虑。若好动心情急躁，是一种不好的表现。

土形人的体质特点：皮肤淡黄色，面圆头大，肩背宽阔丰厚，腹大，大小腿肌肉壮实丰满。手足不大，肌肉丰满匀称。温文尔雅，有信于人，行动稳重而内心安定。

金形人的体质特点：面色稍白，颜面方正，身体轻健，皮肤光滑润泽。喜安静，给人刚强感，刚毅严肃。即使形体稍显消瘦也无大碍。

水形人的体质特点：颜面比较胖，头较大，腮部较宽。身体显得清秀，活动时身体摇摆不定。自命清高，无敬畏之心。若粗浊不清，则是不好的表现。

【解析】

主要探讨木、火、土、金、水五种类型人的体质差异和生理特征。临床可结合现代体质学说进行灵活运用。

【原文】

贵乎相得，最忌相胜。形胜色微，色胜形重。至胜时年[①]，加感则病。年忌七九，犹宜惧恐。

形有强弱，内有脆坚。强者难犯，弱者易干。肥食少痰，最怕如绵。瘦食多火，著骨难全。

【提要】

形体强弱的诊病方法。

【注释】

① 时年：运气流年。

【译文】

体质强弱要与面色相吻合，忌与面色相克的情况出现。如出现形胜色，则病情较轻；色胜形则病情较重。体质类型不同的人，遇到运气流年中五行相胜的年份，容易感邪生病。如果年岁遇七或九时，宜多加重视注意。

形体有强弱之不同，脏腑也有强弱的差异。形体强健壮实者，病邪不易入侵机体；体质柔弱而气血亏虚者，病邪则容易侵犯。外形肥胖，按之如棉絮状，饮食量多，痰少，预后不佳；形体消瘦，饮食量多，多属有火；如形销骨立，肌肉消瘦著骨者，预后极差。

【解析】

《四诊抉微》云："形之所充者气，形胜气者夭，气胜形者寿。"观察形体组织的强弱，可了解脏腑功能的虚实、气血盛衰及运行状态。面色荣润光泽，脉象和缓有力，是心气充盛，气血调和的表现；心之气血亏虚，脉管不充，脉气不调，则见面色晦暗枯槁，脉律紊乱不齐。皮肤荣润光泽，腠理致密，是肺气充沛，营卫充盛的表现；肺气亏虚，营卫不足则皮肤晦暗枯槁，腠理疏松。肌肉丰满，坚实有力，是脾胃之气旺盛，气血充足的表现；脾胃虚弱，气血不足则肌肉消瘦，软弱无力。筋粗有力，关节运动灵活，是肝血充盛，血能荣筋的表现；肝血不足，筋失血养则筋细无力，关节屈伸不利。骨骼粗壮坚实，是肾气充盛，髓能养骨的表现；肾气不足，发育不良则骨骼细小脆弱，或有畸形。一般情况下体魄强壮，脏腑坚实，气血充盈，因而抵抗疾病的能力较强，不容易生病，有病也容易治疗，预后较好。一般体质虚衰，脏腑功能相对脆弱，因气血不足，则抵抗疾病的能力较弱，容易生病，有病相对来说治疗较难，预后较差。肥胖而能食者，多为形气有余；肥胖而食少，多为形盛气虚。肥胖者多因静而少动，嗜食肥甘厚味，痰湿脂膏积聚等所致。故古人有"肥人多痰，肥人多湿"的说法。若形体消瘦饮食较多，多为中焦脾胃火盛；形体消瘦饮食

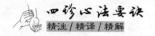

较少，多为中气脾胃虚弱。形体消瘦者，肌肉瘦削，皮肤褶皱，多为阴血亏虚，内有虚火的表现。故古人有"瘦人多火"之说。临床在观察形体强弱、胖瘦时应结合形与气来加以判断，才能做出正确的诊断。

四、形色脉结合预后辨别法

【原文】

形气已脱，脉调犹死。形气不足，脉调可医。形盛脉小，少气休治；形衰脉大，多气死期①。

【提要】

形体结合脉象辨别疾病预后的方法。

【注释】

① 死期：预后不佳。

【译文】

形体消瘦，肌肉消失，少气懒言，即使脉有调和之象，预后多不良。若是形体较为丰满，即使气稍显不足，但脉象调和，则依然为预后良好的表现。形体较壮盛，脉细小，少气无神，则预后不佳。形体衰弱，疲惫不堪，脉大无力，兼气逆，则预后更差。

【解析】

精、气、血、津液充实于形体之中，形与气不相分离，临床中要结合形与气来进行综合判断。望形体既要观察人体的整体精神面貌，也包括望身体的强弱胖瘦、躯干四肢、体型特征、皮肉筋骨等。人的形体组织内合五脏，故望形体可以测知脏腑精气的盛衰。内盛则外强，内虚则外弱。形体可分为壮、弱、胖、瘦。形体强壮者，表现为皮肤润泽光亮、肌肉强健、骨骼粗大，胸廓宽厚，是脏腑精气充盛的表现。虽然有病，但正气尚充，预后多佳。形体衰弱者，表现为皮肤干涩枯槁无光，肌肉消瘦，骨骼细小，胸廓狭窄，是脏腑精气亏虚的表现。肥胖且饮食较少者多为形盛气虚，表现为体胖、肤白、神疲乏力等，多因阳虚不化水湿而生痰，故有"肥人多湿"之说。消瘦而饮食较少者多为脾胃虚弱，表现为体瘦、皮肤不荣润、五心烦热、盗汗等，多因阴液不足，虚火内生，故有"瘦人多火"之说。

【原文】

颈痛喘疾，目裹①肿水，面肿风水，足肿石水②。手肿至腕，足肿至踝，面肿至项，阳虚可嗟③。

【提要】

几种肿症的诊断方法。

【注释】

① 裹：包裹，此处指眼睑水肿。

② 石水：水气病的一种。

③嗟：音 jiē，叹息，指病重。

【译文】

颈部疼痛，伴咳嗽、气喘、上下眼睑及面部水肿者，多见于风水。若足部水肿，称为石水。若从手肿至腕部，足肿至踝部，头面肿至颈项均出现水肿，为阳虚水泛的表现，预后不佳。

【解析】

肢体颜面水肿多见于水液停留，溢于肌肤。见颈部血管明显肿胀，平卧位时更加明显者，多见于心肾阳衰、水气凌心的病人。若肢体肿胀，按之凹陷，不能即起者，多为水肿。水肿分为阳水及阴水，阳水起病急，病程短，先从颜面部开始肿胀。阴水起病缓，病程长，先从脚踝部开始肿胀。若按之凹陷，张力较大，举手即起者，多为气肿。若肢体肿胀，兼局部红肿疼痛者，多为外伤瘀血或热壅血瘀所致。若上肢局部肿胀，伴有咳嗽气喘者，当注意是否因肺部肿瘤病变引起。下肢不对称肿胀，皮肤增粗增厚，厚如象皮者，多见于丝虫病。

【原文】

头倾视深，背曲肩随。坐则腰痿，转摇迟回，行则偻俯①，立则振掉②，形神将夺，筋骨齨③颓④。

【提要】

望体态诊病。

【注释】

① 偻俯：弯下身子。

② 振掉：动摇。

③ 疧：音 huī，疲劳生病。

④ 颓：音 tuí，萎靡不振的样子。

【译文】

头项部低垂，眼眶凹陷，目光无神，脊背弯曲，双肩下垂，腰部难以屈伸，不能自由转动，需要依附于其他物品才能行走，站立时抖动不安，是形体不足，神气将失，筋骨颓废不用的表现。

【解析】

病人的体位、动静姿态与脏腑功能、阴阳盛衰及疾病的寒热虚实密切相关。人体健康状态下的姿态是反应灵活，活动自如。在疾病的情况下，导致阴阳气血的盛衰，脏腑功能的失调，人的动作姿态也会出现异常变化，因疾病不同可产生不同的病态。望姿态，主要是观察病人的动静姿态、异常动作及病人的体位变化。阳、热、实证的病人，一般表现为躁动不安，机体功能多亢进。阴、寒、虚证病人，一般表现为喜静懒动，机体功能多衰减。为减轻疾病的痛苦，不同的疾病常迫使病人采取不同的体位和动态。故观察病人的体位、动静姿态可以判断疾病的寒热虚实属性。

《素问·脉要精微论》说："夫五脏者，身之强也。头者，精明之府，头倾视深，精神将夺矣；背者，胸中之府，背曲肩随，府将坏矣；腰者，肾之府，转摇不能，肾将惫矣；膝者，筋之府，屈伸不能，行则偻俯，筋将惫矣；骨者，髓之府，不能久立，行则振掉，骨将惫矣。"其意即头为神明之所，如头向下低垂，无力向上抬起，两目凹陷，眼神呆滞无光，见于精气神明衰惫的病人。心肺居于胸背，如出现背部向前弯曲，两肩部下垂无力，见于心肺宗气衰惫的病人。腰为肾之居，如腰背酸软疼痛，转动障碍，多见于肾衰惫的病人。膝关节为筋腱聚集的地方，如两膝关节运动屈伸不利，需要俯身扶物依靠才能行走，多见于筋衰惫的病人。骨为髓海，如不能久立，行走则振摇晃动不稳，多见于骨髓衰惫的病人。

以上衰惫的姿态为脏腑精气衰惫的表现，病情较重，预后较差。除以上姿态变化外，临床还常见以下姿态的变化。如外感疾病中出现病人眼睑、面部、口唇、指（趾）不时地颤动，多为发痉的先兆，若出现在内伤杂病、久病病人中，多为津血不足，经脉失养所致。若四肢抽搐，项背强直，甚则角弓反张，多见于痉病，常为热极生风所致，如小儿高热惊厥、痫证、破伤风、狂犬病等温病或热入营血之病证。疟疾发作时则出现战栗，或外感病证中邪正交争欲作战汗。肌肉萎缩，手足无力，行动迟缓而无疼痛表现者，多为痿证。关节肿大，运动障碍伴疼痛者多为痹证。半身痿废，运动不能者，多为瘫痪。若突然昏倒，不省人事，或伴有四肢逆冷，短时苏醒，醒后无偏瘫、失语及口眼㖞斜等后遗症者，多为厥证。

另外痛证也可表现为一些特殊姿态。如以手护腹，屈背弯腰，行则前倾，多见于腹痛。以手护腰，俯仰不能，转动艰难，腰背板直，多见于腰腿痛。行走时候，突然停下脚步，不敢行动，以手护心胸者，多见于真心痛。蹙额捧头，多见于头痛。如病人畏寒喜暖，添加衣被可缓解者，多见于寒证；病人恶热喜冷，不欲盖衣被者，多见于热证。仰首喜光者，多见于热证；闭户独处者，多见于阴证。坐而喜伏者，多见于肺虚少气之人；坐而喜仰者，多见于肺实气逆之人。但坐不得卧，卧则气逆，多见于咳喘肺胀，或饮停心胸；但卧不能坐，坐则神疲或眩晕者，多见于气血亏虚、津液大伤或大失血之人。坐而不欲起者，多见于阳气虚衰。坐卧不安是烦躁或腹满胀痛的表现。病重不能自由翻身转动者，多见于气血亏虚，精气衰败之人，预后不良。蜷卧成团者，多见于阳虚畏寒，或剧痛之人；仰面伸足而卧者，多见于热盛之人。

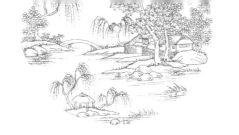

第六章　脉　诊

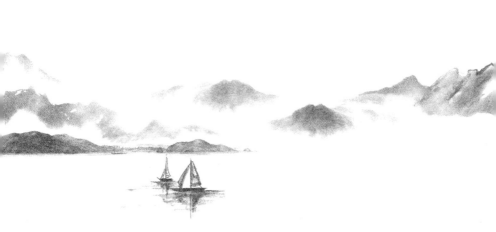

一、脉诊原理及方法

【原文】

脉为血府，百体贯通。寸口^①动脉，大会朝宗。

【提要】

寸口诊脉原理。

【注释】

① 寸口：两手桡骨动脉应手之处。

【译文】

脉管是血液运行的通道，营卫气血通过脉管运行遍布周身。寸口部是脉搏搏动的地方，能反映脏腑功能及气血盛衰。气血循环流注起始于手太阴肺经，循环五十度又终止于肺经，是脉管相聚的地方所在。

【解析】

《难经·一难》指出："十二经皆有动脉，独取寸口，以决五脏六腑死生吉凶之法，何谓也？然，寸口者，脉之大会，手太阴之动脉也。"寸口脉属手太阴肺经，气血流注起始于手太阴肺经，气血通过脉管运行遍布于全身，循环五十度后又止于肺经，复会于寸口，为十二经脉的始终。脉气流注于肺而会聚在寸口部，故寸口脉可反映全身脏腑生理功能及病理变化，同时可了解营卫气血的盈亏及运行情况。寸口脉为桡动脉搏动处，该动脉在桡骨茎突处，解剖位置相对浅表且固定，操作方便易行，便于诊察，医师、病人均较易接受。古人在长期的医疗实践过程中，通过脉诊积累了丰富的临床经验，所以说寸口部为中医诊脉的理想部位。

【原文】

诊人之脉，高骨①上取，因何名关，界乎寸尺。

【提要】

寸口脉的定位。

【注释】

①高骨：桡骨茎突。

【译文】

诊寸口脉时，以中指先按到手腕高骨（桡骨茎突）部位以定关，关前为寸，关后为尺。

【解析】

寸口指切按桡骨茎突内侧桡动脉的搏动处。切脉是医师根据指下感觉脉动的位、数、形、势、律，来推测人体生理功能、病理变化的一种诊察方法。诊寸口脉时，以腕后高骨（桡骨茎突）标记为关，关前为寸，关后为尺进行定位。诊寸口时先布中指定关部，然后布食指于关前定为寸部，布无名指于关后定为尺部。

【原文】

至鱼一寸，至泽^①一尺，因此命名，阳寸阴尺。

【提要】

寸、尺的命名。

【注释】

① 泽：尺泽。

【译文】

从桡骨茎突到大鱼际处约为一寸，从桡骨茎突到肘部尺泽约为一尺，故命名寸、尺。寸部主上焦属阳，尺部主下焦属阴。

【解析】

简要说明寸、尺的命名。按照上应上，下应下的原则，寸部主上焦属阳，尺部主下焦属阴。

【原文】

右寸肺胸，左寸心膻^①。右关脾胃，左肝膈胆。三部三焦，两尺两肾。左小膀胱，右大肠认。

【提要】

两手寸、关、尺分候脏腑的方法。

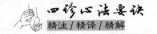

【注释】

① 膻：膻中，指胸腔。

【译文】

右手寸部主肺与胸，左手寸部主心与膻中，右关主脾与胃，左关主肝胆与横膈。寸关尺三部又可分别主上、中、下三焦，尺部主左右肾脏，左尺主小肠及膀胱，右尺主大肠。

【解析】

寸口六部脏腑分候中，五脏及胃、胆、膀胱的分属部位，各家所说皆同，主要分歧在大、小肠和三焦。有的医家依据脏腑经络表里关系，把肺与大肠定位于右寸，心与小肠定位于左寸。有的医家依据脏腑解剖位置，把大小肠定位在尺部。现在一般根据《内经》"上竟上""下竟下"的原则，即上（寸脉）以候上（身躯上部），下（尺脉）以候下（身躯下部），来划分寸口三部所分候的脏腑。左寸候心，右寸候肺，并包括胸以上及头部的疾病。左关候肝胆，右关候脾胃，包括膈以下至脐以上部位的疾病。两尺候肾，并包括脐以下至足部疾病。

【原文】

命门属肾，生气之原①。人无两尺，必死不痊。

【提要】

两尺脉候肾的重要性。

【注释】

① 原：本源。

【译文】

两肾之间曰命门，属于肾，是人体元气之本，生命之源。若两尺部无脉，则提示命门火衰，预后不佳。

【解析】

肾藏精，为先天之本，元气之根，十二经脉的运行依赖肾间动气的生发，故正常情况下表现尺脉有力、沉取不绝，称为"有根"。《难经·八难》说："然，诸十二经脉者，皆系于生气之原，所谓生气之原者，谓十二经之根本也，谓肾间动气也，此五脏六腑之本，十二经脉之根。"如果出现尺脉沉取不应，则说明肾气衰竭，病情危重。

【原文】

关脉一分，右食①左风。右为气口，左为人迎。

【提要】

关脉主病。

【注释】

① 食：指饮食所伤。

【译文】

右关脉候脾胃，脾胃主运化，右关脉异常提示脾胃功能异常，多见于饮食所伤。左关脉候肝，肝主疏泄，风气入于肝，左关脉异常提示风邪为患。同时也有以右寸为气口，左寸为人迎的说法。

【解析】

人迎一般指颈部的动脉（即颈侧动脉），属足阳明胃经，主候胃气。气口是手掌后高骨侧之动脉（即桡骨动脉），属手太阴肺经，主候十二经脉之气。

【原文】

脉有七诊，曰浮中沉。上竟下竟①，左右推寻。

【提要】

七种诊脉的常用指法。

【注释】

① 竟：对应。

【译文】

切脉的常用指法是：浮、中、沉、上、下、左、右。

【解析】

诊脉时一般医生和患者相对侧向而坐，医者用左手诊患者的右手，用右手诊患者的左手。诊脉的时候，先以中指按在掌后高骨（桡骨茎突）内侧脉搏搏动处确定关脉位置，食指按在关前定位寸位置，无名指按在关后定位尺位置。用食指、中指和无名指三个手指指目，与受诊者掌腕部接触，手指略呈弯曲倾斜，约呈 45°角，使指目紧贴于脉搏搏动处，然后根据需要适当地调节指力。常用的指法有举、按、寻、总按和单诊等。

举法指医生的手指用较轻的力量按在寸口脉搏搏动的部位来感受脉象。按法指医生的手指用较重的力量，甚至按到筋骨来感受脉象。寻法指医生手指用力不轻不重，处于举按力量之间，按至肌肉，适当调节指力，或左右推寻，以感受脉象。单诊指用一个手指诊察某一部位脉象的方法。如需要重点诊察寸脉时，可提起中指和无名指，诊关脉则提食指和无名指，诊尺脉则提食指和中指。临床实际工作中总按、单按相互配合运用。一般单按分候寸口三部，以辨别病证在何经何脏，总按以辨别五脏六腑的病变。诊察时要根据指下用力大小，认真体会寸、关、尺各部脉象的位、数、形、势、律等变化特征。

【原文】

男左大顺，女右大宜。男尺恒①虚，女尺恒实。

【提要】

性别的脉象差异。

【注释】

① 恒：一般情况。

【译文】

一般情况下，男性左脉稍大于右脉，两尺脉稍虚软，女子右脉稍大于左脉，尺脉常充实有力。

【解析】

脉象受到年龄、性别、胖瘦、饮食起居、劳逸、情志季节等多种因素影响，机体随体内外环境的影响而进行自身调节，可出现各种生理改变。但总以有胃、有神、有根为平脉，故诊脉时当注意脉象的生理性改变。

【原文】

又有三部，曰天地人。部各有三，九候名焉。额颊耳前，寸口歧锐①。下足三阴，肝肾脾胃。

【提要】

三部九候诊法。

【注释】

① 歧锐：桡动脉搏动处。

【译文】

三部分为：上为头部、中为手部、下为足部。上、中、下三部又各分为天、地、人三候，三三合而为九，故称为三部九候诊法。头面部的天地人三候分别为额、颊与耳前；手部天地人三候分别为歧骨与锐骨之间；足部天地人三候分别主候肝肾与脾胃。

【解析】

三部九候诊法，又称遍诊法，出自于《素问·三部九候论》，是按诊上、中、下三个部位相关的动脉搏动处来判断病情的脉诊方法。上为头、中为手、下为足。上、中、下三部又各分为天、地、人三候，三三合而为九，故称三部九候诊法。上部天、地、人三候，用于辨别头面、五官等上部组织器官功能状态。中部天、地、人三候，用于辨别心、肺等胸部脏腑组织功能状态。下部天、地、人三候，用于辨别肝、肾、脾胃等腹部脏腑组织功能状态。三部九候的脉象与所处脏腑组织功能须相应，若发现不相应的表现，就属于病态。观察异常脉象发生的部位，可以推测疾病的部位。三部九候脉诊法，属于古代的遍诊法，遍诊时涉及全身上、中、下各部，不便于临床实际运用，因此后世医家对本法运用已经不多。

【原文】

寸口大会，五十合经[①]。不满其动，无气必凶。更加疏数[②]，止还不能。短死岁内，期定难生。

【提要】

诊脉当计五十动。

【注释】

① 经：经络。

② 疏数：脉搏忽快忽慢，没有规律。

【译文】

诊脉时须静候五十动，仔细体会一呼一吸是否满五十动，不满五十动，并出现脉来无力，预后不佳。脉来快慢不定，节律不整齐，停止而久不复跳者，短期内可能会有生命危险。

【解析】

医生在对病人进行诊脉时，诊脉的时间一般不应该少于50次脉搏跳动的时间。现在多以每次诊脉每手应不少于1分钟，两手以3分钟左右为宜。诊脉的时间过于短暂，则不能完整全面准确地体会脉象的变化情况。诊脉时间过长，指压时间过久可使脉象发生一定改变，失去原有的脉象特点。古人提出诊脉"五十动"的意义：一是有利于仔细辨别脉搏的节律、频率变化。二是提醒医生在诊脉的时候要有严肃认真的态度，注意力要高度集中，不能随便短时触按而草率从事，以免耽误病情。

【原文】

五脏本脉[①]，各有所管。心浮大散，肺浮涩短，肝沉弦长，肾沉滑软。从容而和，脾中迟缓。

【提要】

五脏平脉的特点。

【注释】

① 本脉：正常脉象。

【译文】

五脏正常脉象的表现各有特点。心的脉象表现为稍浮、大、软的特点；肺的脉象表现为稍浮、涩、短的特点；肝的脉象表现为稍沉、弦、长的特点；肾的脉象表现为稍沉、滑、软的特点；脾的脉象表现为稍中和、迟、缓的特点。

【解析】

正常的脉象，称为平脉，指有胃、有神、有根的脉象。所谓有胃，指脉象不浮不沉，不急不慢，从容和缓，节律一致。如在疾病状况下出现的脉象，无论浮、沉、迟、数，只要有冲和的表现，就是有胃。所谓有神，指脉律整齐、柔和有力。疾病状况下如出现微弱的脉象，微弱之中不至于散乱而完全无力，就是有神。所谓有根，指尺脉有力、沉取不绝。若病情虽危重，但尺脉沉取尚可摸得，则为肾气未绝，尚有生机。五脏正常脉象总体特点上应该表现为从容和缓，不快不慢，节律一致。

【原文】

四时平脉，缓而和匀，春弦夏洪，秋毛①冬沉。

【提要】

四时脉象特点。

【注释】

① 毛：浮。

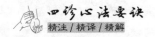

【译文】

脉象的表现与四时季节变化有关，总体表现为和缓从容，节律一致。春天脉象稍显弦象，夏天脉象稍显洪大，秋天脉象稍显浮象，冬天脉象稍显沉象。

【解析】

季节气候等环境变化会影响人体的生理活动，可反映在脉象的变化上。《素问·平人气象论》总结为"春胃微弦""夏胃微钩""秋胃微毛""冬胃微石"曰平脉。春季阳气初升，人体为适应季节的生发之气，阳气向外生发，寒气尚未尽除，故端直而长，如按琴弦。夏天阳气旺盛，人体为适应季节生长之气，脉管充盈，故脉形体较大，呈来盛而去衰之势。秋天气机收敛，人体为适应季节而阳气收敛，脉在肤下，脉势已减故见浮象。冬日气候严寒，人体为适应季节闭藏之气，阳气内潜，故沉而有力。这是人体适应四时季节变化的正常脉象，属无病，反此则病。

【原文】

太过实强①，病生于外。不及虚微，病生于内。

【提要】

脉象太过和不及的意义。

【注释】

① 实强：有力。

【译文】

表现为太过有力的脉象，多为外邪入侵的表现。表现为无力的脉象，多为内伤杂病。

【解析】

五脏平脉，虽然可以随季节变化而有不同的表现，但总是在一定范围内变化。若受到各种内外因素的影响，导致机体脏腑功能障碍，气血失常而导致疾病的发生，可引起脉象相应的改变。如外感病因中的风、寒、暑、湿、燥、火六淫之邪的侵袭，邪气有余，可出现洪、数、大、紧、弦、长、实、滑等太过的脉象。而内伤病因则易导致气血、津液、精亏虚，可出现虚、细、短、微、弱、濡、涩、芤等不足的脉象。

【原文】

饮食劳倦，诊在右关，有力为实，无力虚看①。

【提要】

饮食劳倦脉象。

【注释】

① 看：看待。

【译文】

因饮食、劳倦导致的疾病，可通过右关的脉象诊察。若右关有力，多为实证；若右关无力，则为虚证。

【解析】

右手关部脉主候脾胃疾病。脾胃主运化水谷，为气血生化之源。因饮食劳倦所伤，多伤及脾胃，一般脉象反映在右关脉。饮食物伤及脾胃，为有余的实邪，右关脉可表现为有力的脉象。过于劳倦，伤及脾胃，致脾胃虚弱，右关脉则表现为无力脉象。其他原因导致的脉象改变，可通过脉位的深浅、脉的有力无力来辨别脏腑病变的虚实。

【原文】

凡诊病脉，平旦①为准，虚静宁神，调息②细审。

【提要】

诊脉的要求。

【注释】

①平旦：清晨。
②息：呼吸。

【译文】

医生诊察病人的脉象一般以清晨最佳，诊脉时要安静，注意力集中，凝神静气，调整呼吸，细心体察。

【解析】

《素问·脉要精微论》说："诊法常以平旦，阴气未动，阳气未散，饮食未进，经脉未盛，络脉调匀，气血未乱，故乃可诊有过之脉。"古人诊脉时间，一般认为以清晨（平旦）未起床、未运动、未进食的时候为最佳。清晨未起床、未运动、未进食时，机体内外环境相对比较稳定，脉象没有受到饮食、运动、情绪等因素的影响，能比较客观、准确、真实地反映机体的基本生理和病理状况。但是这样的要求在现代医疗条件下，尤其是门诊时难以做到，不能拘泥。但诊脉时要保持诊室的安静舒适，要求病人在相对安静的环境中休息 5 ～ 10 分钟，减少各种因素对脉象的干扰。同时医生在对病人进行诊脉时要保持呼吸调匀，专心致志，清心宁神，认真体会指下感受到的脉象特点。

二、常见病理脉象特点

【原文】

一呼一吸，合为一息。脉来四至，平和之则。五至无疴，闰①以太息。三至为迟，迟则为冷。六至为数，数则热证。转迟转冷，转数转热。

【提要】

脉象至数的临床意义。

【注释】

① 闰：加。

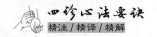
【译文】

一呼一吸称为一息。正常情况下，呼吸一次脉搏跳动四次。偶尔出现五次，也属于正常脉象。若一息脉来三次，则属迟脉，迟脉主寒证；若一息脉来六次，则为数脉，主热证。脉象由快变慢提示病变向寒证转化，脉象由慢变快提示病变向热证转化。

【解析】

脉搏跳动的次数，按照呼吸一次为四次。诊脉时应认真体会脉搏搏动的频率快慢和节律是否均匀一致。对于正常的成人，脉搏的搏动频率每分钟在 72 ～ 80 次左右，节律均匀，没有歇止。一般一息五至以上为数脉类脉象，一息不满四至为迟脉类脉象。一般情况下数脉类脉象多见于热证，迟脉类脉象多见于寒证，但是不能拘泥。临床可根据脉象迟数的变化推测疾病寒热之间的转化。

【原文】

迟数既明，浮沉须别。浮沉迟数，辨内外因。外因于天，内因于人。天有阴阳，风雨晦①明。人喜忧怒，思悲恐惊。

【提要】
浮脉和沉脉的意义。

【注释】
①晦：音 huì，昏暗。

【译文】

辨清了迟脉、数脉后，还需通过浮沉脉来辨别内因与外因致病的情况。自然界有白天、夜晚及风雨明暗的变化。外因指自然界的六淫、瘟疫之邪，可影响脉象的变化。内因指喜、怒、忧、思、悲、恐、惊等情志内伤，也可影响脉象的变化。

【解析】

浮脉的特点是轻取即得，重按稍减而不空的脉象。沉脉的特点是轻取不应，重按始得的脉象。浮脉主候表证，沉脉主候里证。表证多因外感病邪，如风、寒、暑、湿、燥、火及瘟邪、疫戾之气所致。里证多因内伤，如情志、饮食等因素所致。可结合脉象与其他诊法综合考虑。

【原文】

浮沉已辨，滑涩当明。涩为血滞，滑为气壅①。

【提要】

滑、涩脉的临床意义。

【注释】

①壅：堵塞。

【译文】

辨别浮沉后，还需辨别滑、涩脉。涩主瘀血内停，滑为气机郁滞。

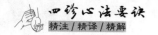

【解析】

用滑、涩脉来分别概括脉形、脉势的光滑流利与枯涩艰滞。滑脉的脉象特点是应指圆滑，往来流利，如盘中走珠。因痰湿、食积等实邪内停，阻滞气机，邪气充斥脉道，鼓动脉气所致，临床多见于痰湿、食积和实热等证，也可见于青壮年及孕妇。涩脉的脉象特点是脉形细小，往来艰涩不利，如轻刀刮竹，脉势不匀。因气滞血瘀、饮食、痰浊等邪气内停，阻碍脉道运行，致脉气往来艰涩而有力；或精血亏虚，津液耗伤，不能充盈脉管，气血行不畅，致脉气往来艰涩而无力。脉涩而有力为实证，脉涩而无力为虚证。

【原文】

浮脉皮脉，沉脉筋骨，肌肉候中，部位统属①。

【提要】

用浮中沉取进行脉象的辨别。

【注释】

① 统属：归属。

【译文】

浮脉表现为脉管搏动在皮下浅表位置，沉脉表现为脉管搏动在皮肉之下靠近筋骨的地方，处于浮沉之间触到的属于中候，并结合不同部位进行分析。

【解析】

按照医生运用指力的轻重以诊察脉象。手指用较轻的力量按在寸口脉搏动部位以感觉脉象，称为举法，又称"浮取"。手指用力稍重，甚至按到筋骨以感觉脉象，称为"按法"，又称"沉取"。医生手指用力处于浮沉之间，不轻不重，按至肌肉，感觉中间位置的脉象，称为"寻法"，又称"中取"，临床中当仔细体会。浮脉具有轻取即得，按之稍减而不空的特点，沉脉即按到筋骨间才能感觉到脉搏明显的跳动，具有轻取不应，重按始得的特点。

【原文】

浮无力濡，沉无力弱，沉极力牢，浮极力革①。

【提要】

简述濡脉、弱脉、牢脉、革脉的特点。

【注释】

①革：皮革样。

【译文】

濡脉表现为浮而无力的特点，弱脉表现为沉而无力的特点，牢脉表现为沉而有力的特点，革脉表现为浮浅的特点。

【解析】

濡脉的脉象特点为浮细而无力，表现为脉位浮、脉形细小、脉势无力。弱脉的脉象特点为沉细而无力，表现为脉位沉、脉形细小、脉势无力。牢脉的脉象特点为沉取实、大、弦、长，绷直不移，表现为脉位沉，脉形大而弦直，脉势实而有力。革脉的脉象特点为浮而搏指，中空外坚，如按鼓皮，表现为脉位浮，脉形较宽，脉势为有搏指感，重按则乏力，有空豁感。

【原文】

三部有力，其名曰实①。三部无力，其名曰虚②。

【提要】

虚脉、实脉的特点。

【注释】

① 实：有力脉总称。

② 虚：无力脉总称。

【译文】

浮中沉三部皆有力的脉是实脉，三部皆无力的脉是虚脉。

【解析】

若浮中沉三部充实，搏动有力，应指明显，脉势来去皆盛，表现为脉管宽大，搏动的力量较强，为实脉。若浮中沉三部举之无力，应指松软而无力，按之空豁，表现为脉搏搏动力量较弱，脉管的紧张度减低，是脉管内气血充盈度不足的状态，为虚脉。

【原文】

三部无力，按之且小①，似有似无，微脉可考。

【提要】

微脉的脉象特点。

【注释】

① 小：细。

【译文】

浮中沉三部皆无力，脉形极细极小，脉势软弱无力，似有似无者是微脉的脉象特点。

【解析】

微脉的脉象特点为极细极软，按之欲绝，若有若无，表现为脉形极细，脉势极其软弱无力，轻取不现，重按似有似无。

【原文】

三部无力，按之且大，涣漫①不收，散脉可察。

【提要】

散脉的脉象特点。

【注释】

① 涣漫：弥漫，边界不清。

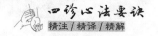

【译文】

浮中沉三部皆无力，按之脉型宽大，浮取散漫无根，节律不整齐是散脉的脉象特点。

【解析】

散脉的脉象特点：浮取散漫不定，中候似有似无，沉取不应，时快时慢而不匀，或脉力往来不一致，表现为浮而无根，散漫不定。

【原文】

惟中无力，其名曰芤[①]。推筋着骨，伏脉可求。

【提要】

芤脉、伏脉的脉象特点。

【注释】

① 芤：音 kōu，葱管。

【译文】

按之浮沉二部有力，而中间空豁无力是芤脉的脉象特点。若重按致筋骨始得是伏脉的脉象特点。

【解析】

芤脉的脉象特点为浮大中空，如按葱管，表现为应指浮大而无力，两边实而中间空豁、脉位偏浮、脉形大、脉势中空而无力。伏脉的脉象特点为重按至筋骨始得，甚至潜伏不显，表现为脉搏搏动位置比沉脉更深，隐埋于筋骨之内。

【原文】

三至为迟，六至为数①。

【提要】

迟脉、数脉的脉象特点。

【注释】

① 数：音 shuò，快。

【译文】

一息脉来三至者为迟脉，一息脉来六至者为数脉。

【解析】

迟脉的脉象特点为脉来迟慢，一息不足四至（相当于每分钟脉搏在 60 次以下），表现为脉搏搏动频率慢于正常脉率。数脉的脉象特点为脉来急促，一息五至七至，表现为脉搏搏动的频率快于正常脉率，脉搏每分钟约在 90 ~ 130 次之间。

【原文】

四至为缓，七至疾①脉。

【提要】

缓脉、疾脉的脉象特点。

【注释】

① 疾：极快。

【译文】

一息脉来四至者为缓脉，一脉来七至者为疾脉。

【解析】

缓脉的脉象特点有两种含义：一是指脉来和缓，一息四至（每分钟 72 ～ 80 次），应指均匀，脉搏搏动不快不慢，从容和缓，稍慢于数而快于迟脉，又称为平缓；二是指脉来缓和无力，怠慢不鼓的病脉。疾脉的脉象特点为脉来急快，一息七、八至，表现为脉率比数脉更快，脉搏搏动每分钟约 140 次以上。

【原文】

缓止曰结，数止曰促。凡此之诊，皆统至数。动而中止，不能自还，至数不乖①，代则难痊。

【提要】

结脉、代脉、促脉的脉象特点。

【注释】

① 乖：音 guāi，和谐，一致。

【译文】

脉来缓慢而有停止者为结脉的脉象特点；脉来快而有停止者为促脉的脉象特点；脉来一止，止有定数，良久方复还是代脉的脉象特点。三者都是以脉来有停止，节律异常，不能复还。如见代脉，一般预后较差。

【解析】

促脉的脉象特点为脉来速率较快，时有一止，止无定数，表现为脉率较快，有不规则的停止。结脉的脉象特点为脉来速率缓慢，时有中止，止无定数，表现为脉来较迟缓，脉律不整齐，有不规则的停止。代脉的脉象特点为脉来时有一止，止有定数，良久始还，表现为脉搏跳动节律不整齐，有规则的停止，停止的时间相对较长，脉势无力软弱。

【原文】

形状如珠，滑溜①不定。往来涩滞，涩脉可证。

【提要】

滑脉、涩脉的脉象特点。

【注释】

① 溜：音 liū，光滑。

【译文】

脉来流利，应指圆滑，如盘走珠是滑脉的脉象特点。往来艰涩不畅，脉势不匀是涩脉的脉象特点。

【解析】

滑脉的脉象特点为往来流利，应指圆滑自如，如盘走珠，

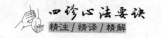

表现为脉搏应指圆滑自如，往来流利。涩脉的脉象特点为细而迟缓，往来艰涩不畅，脉势不匀，表现为脉形较细，脉势艰涩不流利，至数较缓而不均匀，脉力大小不均。

【原文】

弦细端直，且劲①曰弦。紧比弦粗，劲左右弹。

【提要】

弦脉、紧脉的脉象特点。

【注释】

① 劲：力量。

【译文】

脉形端直而长，脉势较强，如按琴弦是弦脉的脉象特点。脉形比弦脉宽大，脉势紧张有力，有左右弹指的感觉是紧脉的脉象特点。

【解析】

弦脉的脉象特点为端直以长，如按琴弦，表现为如按琴弦之紧张绷直，搏动稳重，脉形光滑。紧脉的脉象特点为绷急弹指，状如牵绳转索，紧张有力，表现为脉势绷急紧张有力，左右坚搏弹指。

【原文】

来盛去衰，洪脉名显①。大则宽阔，小则细减。

【提要】

洪脉、大脉、小脉的脉象特点。

【注释】

①显：容易辨别。

【译文】

脉体宽大，状若波涛汹涌，来盛去衰是洪脉的脉象特点。脉体宽大，但无脉来汹涌之势是大脉的脉象特点。脉来细小如线是小脉（即细脉）的脉象特点。

【解析】

洪脉的脉象特点为脉体宽大，应指浮大充实有力，来盛去衰，状若波涛汹涌，表现为脉体宽大，脉位浅表，脉势有力呈来盛去衰之势。大脉的脉象特点为脉体宽大，但无汹涌之势，表现为寸关尺三部脉宽大而和缓、从容。小脉（即细脉）的脉象特点为脉细如线，三部均应指明显，表现为脉形细小，指下触之明显，往来如线，三部按之不绝。

【原文】

如豆乱动，不移约约①。长则迢迢②，短则缩缩。

【提要】

动脉、长脉、短脉的脉象特点。

【注释】

① 约约：拘束的样子。

② 迢迢：音 tiáo tiáo，遥远。

③ 缩缩：变短。

【译文】

关部滑数有力，脉形圆体如豆是动脉的脉象特点。首尾端直以长，超过本位是长脉的脉象特点。首尾俱短，只现于寸或关部，不能满部是短脉的脉象特点。

【解析】

动脉的脉象特点为关部脉滑数有力，表现为关部明显，滑、数，应指圆如豆粒动摇不定。长脉的脉象特点为首尾端直，超越本位，表现为脉搏的搏动超过寸、关、尺三部。短脉的脉象特点为首尾俱短，常现于寸或关部，尺脉多不显现，表现为脉搏搏动的范围短缩，脉动不能满本位，多在关部及寸部应指较明显，而尺部常不能触及。

三、常见脉象的临床意义

【原文】

浮阳主表，风淫①六气。有力表实，无力表虚。浮迟表冷，浮缓风湿。浮濡伤暑，浮散虚极。浮洪阳盛，浮大阳实。浮细气少，浮涩血虚。浮数风热，浮紧风寒。浮弦风饮，浮滑风痰。

【提要】

浮脉的临床意义。

【注释】

① 淫：偏盛。

【译文】

浮主表证，常见于外感六淫之邪侵袭肌表为患。浮而有力为表实证，浮而无力为表虚证。浮而兼迟为表寒证，浮而兼缓主风湿证。浮而兼濡为伤暑证，浮而兼散主虚劳证。浮而兼洪主阳偏盛，浮而大属阳证实证。浮而细为气虚证，浮而涩主血虚证。浮数多为风热证，浮紧多为风寒证。浮而弦多为风饮证，浮而滑多为风痰证。

【解析】

浮脉多见于表证，为机体正气祛除邪气，正邪交争向外的表现。外邪侵袭肌表，卫阳奋力向外抗邪，人体气血走于肤表，故见浮脉。邪气盛而正气足时，脉浮而有力。虚人外感或邪气盛而正气不足时，脉浮而无力。迟脉主寒证，浮而兼见迟象，见于表寒证。缓脉主湿证，浮而兼见缓象，是风湿之证。濡脉主虚证，浮濡见于伤暑。散脉主元气离散，浮散脉主虚极之虚劳证。洪脉主热盛证，浮洪见于阳盛之证。大脉主邪盛，浮大主实热之证。细脉主气血亏虚之证，浮而兼细见于气血亏虚证。涩脉主精伤血亏，浮而兼涩是津枯血亏之证。数脉主阳热之证，浮而兼数多见于风热表证。紧脉主寒证、痛证，浮而兼紧多见于风寒表证。弦脉主痰饮证及疟疾，浮而兼弦多见于风痰或饮证。滑脉主痰、食、实热证，浮而兼滑多见于风痰阻络或实热证。

【原文】

沉阴主里，七情气食。沉大里实，沉小里虚。沉迟里冷，沉缓里湿。沉紧冷痛，沉数热极。沉涩痹①气，沉滑痰食。沉伏闭郁，沉弦饮疾。

【提要】

沉脉的临床意义。

【注释】

① 痹：肢体疼痛。

【译文】

沉脉主里证，多因情志饮食等所致。沉而大见于里实证，沉而小（细）见于里虚证。沉而兼迟见于里寒证，沉而兼缓见于里湿证。沉紧脉见于寒证、痛证，沉数脉见于热盛证。沉而兼涩见于痹证，沉而兼滑见于痰食证。沉而兼伏见于闭郁证，沉而兼弦见于水饮病。

【解析】

沉脉的形成，多因邪气较盛，正气不衰，邪正交争，气血瘀阻，阳气被遏，不能鼓动脉气于外，多见于气滞、食积、痰饮、血瘀等病证；或见于气血亏虚，或阴阳津液不足，无力充盈鼓动脉搏，见于各脏腑的虚证。大脉主疾病加重，沉而兼大多见于邪气盛于里。小（细）脉主气血不足，沉而兼小，多见于里虚不足。迟脉主寒证，沉而兼迟，多见于里寒证。缓脉主湿证，沉而兼见缓，多见于里湿证。紧脉主寒证、痛证，沉而兼紧，多见于里寒证及疼痛。数脉主热证，沉而兼数，多见于里热证。涩脉主津亏血瘀、伤精少血，沉而兼涩多见于气血瘀滞、伤精血少证。滑脉主痰、食、实热证，沉而兼滑多见于里有痰饮内结、饮食积滞、实热内蕴等。伏脉主气机郁闭之四肢厥冷、剧痛，沉而兼伏多见于邪气闭塞、疼痛等病症。弦脉主痰饮或疟疾，沉而兼弦多见于痰饮证。

【原文】

濡①阳虚病，弱阴虚疾，微主诸虚，散为虚剧。

【提要】

濡脉、弱脉、微脉、散脉的脉象特点。

【注释】

① 濡：音 rú，软而无力。

【译文】

濡脉多见于阳虚证，弱脉多见于虚证，微脉多见于各种虚证，散脉多见于虚甚。

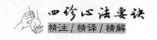

【解析】

濡脉浮细而无力，临床主气血不足和湿邪困阻的脉象。因气血不足，或精血亏虚脉管不充，血行无力，脉形细小应指无力。湿邪困扰，阳气被遏，脉气无力搏动，也可出现濡脉。

弱脉沉而细软，是气血亏虚和阳气不足的脉象，多因阴血不足，不能充盈脉管。阳气亏虚，无力推动血液运行，脉气鼓动不能，故脉位较深，脉势软弱无力。凡是病后，气血亏虚者见到弱脉，是正气虚的顺象。而新病邪气较盛，见到弱脉，是不正常的现象。

微脉似有似无，极细极软，按之欲绝，是气血大虚，阳气衰微的脉象。气血大虚，不能充盈脉管则脉细。阳气衰微，脉搏鼓动无力，故按之欲绝，似有似无。临床多见于心、肾阳气衰微。

散脉为元气离散，脏腑精气衰竭之象。因气血亏虚较剧，脏腑精气耗竭，阴不敛阳，阳气离散，脏腑之气将绝，导致脉搏鼓动无力，涣散不收。

【原文】

革伤精血，半产带崩。牢疝①癥瘕②，心腹寒疼。

【提要】

革脉、牢脉的临床意义。

【注释】

①疝：音shàn，某一脏器通过体表组织较薄弱的地方而隆起的疾病。

②癥瘕：音 zhēng jiǎ，腹内结块。

【译文】

革脉见于失精、亡血、半产、漏下等虚证。牢脉见于阴寒内盛，疝气癥瘕、心腹疼痛等实证。

【解析】

革脉多见于失精、亡血、半产、漏下等病证。多因气血亏虚，精血耗竭，不能充盈于脉管，气无所依而向外搏击，浮大搏指而中间空豁，脉管感觉像绷急的鼓皮，没有柔和的表现，多属危候。牢脉多见于阴寒内盛，疝气癥瘕，心腹剧烈疼痛等实证。因邪气较盛，正气未衰，如阴寒内积，或气滞血瘀，聚集成癥瘕痞块，导致气滞血瘀，不通则痛。

【原文】

虚主诸虚，实主诸实，芤①主失血，随见可知。

【提要】

虚脉、实脉、芤脉的临床意义。

【注释】

①芤：音 kōu，葱的别称，指脉象像按葱管一样。

【译文】

虚脉见于各种虚证，实脉见于各种实证，芤脉见于失血证，随脉象所候部位可诊断疾病。

【解析】

虚脉多见于气血、阴阳、津液、精的不足。因正气不足，推动无力，脉道不充，脉管松弛，按之空豁感，脉细无力。实脉多见于邪气偏盛、外感、痰饮、瘀血阻滞之实证，亦见于正常人。因正气不衰，邪气偏盛，邪正交争，相互搏击，脉管充盈，表现为脉搏充实有力。芤脉多见于失血、伤阴之证。因吐血、呕血、便血、剧烈吐泻大伤津液、外伤等导致突然伤津失血，血量骤减，脉道不能充盈，阳气不能依附于阴血而浮散所致。

【原文】

迟寒主脏，阴冷相干①，有力寒痛，无力虚寒。

【提要】

迟脉的临床意义。

【注释】

① 相干：干扰。

【译文】

迟脉见于寒证及脏病，是阴寒之邪所致。迟而有力，见于实寒证。迟而无力，见于虚寒证。

【解析】

迟脉多见于寒证，迟而有力为实寒，迟而无力为虚寒。迟脉也见于邪热聚结的实热证。当寒邪侵袭机体，阳气被遏，或阳气不足，虚寒内生，导致气血凝滞，脉流缓慢。若为阴寒内盛，正气较强，正邪交争较剧的实寒证，则脉迟而有力；若阳气不振，虚寒内生，无力推动气血运行，则脉迟而无力。若为邪热较盛与大肠糟粕相搏结为燥屎，阻滞肠道的阳明腑实证，导致脉道不利，也可出现迟脉。此外，运动员或长期从事体力劳动的人，脉来迟而和缓，属生理性迟脉。

【原文】

数热主腑，数细阴伤。有力实热，无力虚疮①。

【提要】

数脉的临床意义。

【注释】

① 虚疮：表现为虚证的疮疡病。

【译文】

数脉多见于热证及腑病。脉细数多见于阴虚证；数而有力，多见于实热证；数而无力，也可见于虚性疮疡证。

【解析】

数脉多见于热证，亦可见于里虚证。外感邪热亢盛，或内有实热之邪，正气旺盛，邪正交争，热邪迫血运行，鼓动血流，血流运行加快，则脉数而有力。若阴虚日久，阴血不足，虚热内生，热迫血行，血流运行加速，不能充盈脉道，可见脉细数无力。若心气不足，气血亏虚，脉道不充，机体为满足脏腑、组织、器官濡养的需要，可出现脉率增快，数而无力。疮疡病患，长期反复发作不愈，热毒内结，损伤气血，气血亏虚，见脉数而无力。若阳虚阴盛，虚阳上越，或精血亏耗，无以敛阳，致阳气外越，均可见数而无力之脉。

【原文】

缓湿脾胃，坚大湿壅①。促为阳郁，结则阴凝。

【提要】

缓脉、促脉、结脉的临床意义。

【注释】

① 壅：堵塞。

【译文】

缓脉多见于脾胃病及湿证，缓而坚大多见于湿邪内壅，促脉见于阳盛实热，结脉多见于阴盛凝结。

【解析】

缓脉多见于湿病、脾胃虚弱证，亦见于正常人。脾主运化水谷水液，后天之本，为气血生化之源。若脾胃虚弱，气血生化乏源，气不足无力鼓动脉管，血不足不能充盈脉管，其脉呈弛缓之象。湿性重浊黏滞，阻遏气机，困扰脉管，则脉来弛缓。结脉多见于阴寒气结、寒痰血瘀，亦可见于气血虚衰。寒邪偏盛，寒性凝滞，阻滞脉道运行，故血行缓慢。气结、痰凝、血瘀等有形实邪，聚集不散，脉道阻滞不通，故脉来缓慢而时有一止，结而有力。若久病气血亏虚，脉气不续，脉道运行障碍，脉来缓慢而时有一止，结而无力。

促脉多见于阳盛实热、气血痰食停滞，亦见于脏气衰败。因邪热亢盛，迫血妄行，脉流搏击，脉来急数。热盛伤津，心气不足，搏动乏力，脉气不相接续，故脉有歇止。气滞、血瘀、痰饮、食积等有形之邪阻滞经络，脉气不相接续，亦可形成间歇，脉来促而有力。若因脏腑虚衰，心气鼓动无力，虚阳外越，致脉气不相顺接，必促而无力。

【原文】

代则气乏^①，跌打闷绝，夺气痛疮，女胎^②三月。

【提要】

代脉的临床意义。

【注释】

①乏：缺乏；

②女胎：妊娠。

【译文】

代脉主脏气衰微、跌打损伤、气闭欲绝、夺气及疼痛、疮疡等病证，也可见于妇女妊娠三个月的时候。

【解析】

代脉见于脏气衰微，疼痛、惊恐、跌仆损伤等病证。多因脏气衰微，元气大虚，脉搏搏动乏力，脉气不相接续，出现脉来时有停止，止有规律，脉势无力，多见于久病、重病虚弱的病人。若因疼痛、惊恐、跌打损伤等引起，为气机郁滞、血瘀、痰凝等阻遏脉道，引起脉道不通，脉气不能衔接，致脉代而应指有力。

【原文】

滑司①痰病，关主食风。寸候吐逆，尺便血脓。

【提要】

滑脉的临床意义。

【注释】

① 司：主。

【译文】

滑脉多见于痰证，关部滑脉见于食积、风证，寸部滑脉见于胃气上逆导致的恶心、呕吐，尺部滑脉见于肠道湿热导致的大便脓血。

【解析】

滑脉多见于痰湿、食积和实热等病证，亦可见于正常青壮年及妊娠妇女。痰湿、食积，停滞体内，充斥脉道，向外鼓动脉气，脉见圆滑流利，应指明显。邪热壅盛，热迫血行，血行加速，脉必滑而数。右关主脾，若右关脉滑，可见于饮食积滞。左关主肝，若左关脉滑，可见于肝风内动。寸主上焦，寸脉滑，见于呕吐、呃逆、嗳气等证。尺主下焦，迟脉滑，见于大肠湿热蕴结引起的大便脓血。

青壮年可见滑而和缓之平脉。育龄妇人脉滑而经停，为妊娠，可见滑脉。

【原文】

涩虚湿痹，尺精血伤，寸汗津竭①，关膈②液亡。

【提要】

涩脉的临床意义。

【注释】

① 竭：用尽。

② 膈：噎膈。

【译文】

涩脉主津亏血虚，湿邪痹阻。尺部涩脉，见于精伤血少证。寸部涩脉，见于汗出、津液耗竭证。关部涩脉，见于噎膈、津液耗伤证。

【解析】

涩脉多见于气滞、血瘀、痰食内停和精伤、血少。气滞、血瘀、痰浊、饮食等邪气内停，阻遏脉道，导致脉来艰涩不畅，涩而有力。精血亏虚，津液耗损，不能充盈脉管，脉管失去精血、津液的濡养滋润作用，致脉来艰涩不畅而无力。寸脉涩，见于大汗、吐泻伤津。关脉涩见于噎膈。噎膈的病因多以情志内伤、饮食不节，年老肾虚，脏腑失调，相互影响，共同致病，出现本虚标实的病理变化。以邪实为主者，气结、痰阻、血瘀使食管、贲门狭窄，或胃津亏耗，精血虚衰，致食管干涩，使食管、贲门狭窄。总以津亏、食道狭窄为患。

【原文】

弦关主饮，木侮①脾经。寸弦头痛，尺弦腹疼。

【提要】

弦脉的临床意义。

【注释】

①侮：相乘。

【译文】

关部弦脉见于水饮证，多为肝郁乘脾，水湿停留所致。寸脉弦多见于头痛，尺脉弦多见于腹痛。

【解析】

弦脉多见于肝胆病、疼痛、痰饮等证，亦见于健康者。肝主疏泄，调畅气机，肝气失于疏泄条达，则脉多弦，主肝胆病变。寒热之邪、痰饮内停、疼痛等，可导致肝脏疏泄失职，气机不畅，脉失柔和之性，而见弦脉。左关主肝，右关主脾，关脉弦，提示肝木乘脾土，脾胃功能受阻。寸主上焦，寸脉弦，提示有头痛之疾。尺主下焦，迟脉弦，提示腹部疼痛。初春时节，阳气升浮，寒气未散，脉如琴弦端直，故春季平人脉象多稍弦。随年龄的不断增长，脉象可能逐渐变弦，多属于生理性改变。

【原文】

紧主寒痛，洪是火伤。动主痛热，崩^①汗惊狂。

【提要】

紧脉、洪脉、动脉的临床意义。

【注释】

① 崩：崩漏。

【译文】

紧脉主寒证、痛证。洪脉主火热证。动脉主疼痛、热证、汗出、崩漏、惊狂等病证。

【解析】

紧脉多见于实寒、疼痛和食积等病证。寒为阴邪，寒主收引凝滞，寒易损伤阳气。阴寒之邪侵袭机体，正邪交争，导致脉管收缩拘急，气血搏击脉管，则脉来绷急搏指。阴寒之邪侵袭机体，阳气被遏，气血凝滞，不得宣通，不通则痛。食积内停中焦，气机阻滞，亦可见紧脉。

洪脉多见于阳明气分热盛。因邪热亢盛，充斥体内，邪正交争剧烈，气盛血流迫急，脉管扩大，充实而有力。

动脉多见于惊恐、疼痛等症。惊则气乱，因惊、狂、疼痛等使阴阳搏击，气机逆乱，气血运行失常，脉搏搏动躁动不

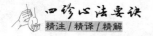

安，则出现滑数而短的动脉。

【原文】

长则气治①，短则气病，细则气衰，大则病进。

【提要】

长脉、短脉、细脉、大脉的临床意义。

【注释】

① 治：安定。

【译文】

长脉多见于气血流畅的正常情况，短脉多见于气机郁滞、气血亏虚之证，细脉多见于气虚证，大脉是疾病过程中病情逐渐加重的表现。

【解析】

长脉多见于阳证、热证、实证，亦见于正常人。因阳热亢盛、痰火内蕴，血流加快，气血运行壅盛，脉道充盈，脉搏搏动延长所致。精、气血、津液旺盛之正常人，脉道充盈丰满，可见脉搏搏击超过本位，力量柔和之长脉。老年人两尺脉长而滑实多长寿。

短脉多见于气虚或气机郁结证。气虚，无力推动血液运行，不能充盈脉道，脉搏搏动无力，血难达于四肢，致寸口脉搏动短小而无力。因气滞血瘀，痰凝食积，阻滞气机，脉道受束，不能伸展，可见短涩而有力。故短而有力者为气郁，短而无力者为气虚。细脉多见于气血两虚、湿邪为患。因气血亏虚，不能充盈脉管，气虚则鼓动无力，脉来细小而无力。湿性重浊黏滞，易阻遏气机，导致气血运行不畅，脉体细小而缓。

大脉多见于疾病过程中病情逐渐加重，也见于健康人。凡是病邪逐渐亢盛，疾病逐渐深入，病情逐渐加重，可见到大脉。体魄强盛的健康人也可见到大脉。脉大而有力者为邪实；脉大而无力者为正虚。

【原文】

脉之主病，有宜①不宜，阴阳顺逆，吉凶可推。

【提要】

脉象对诊断、预后判别的临床意义。

【注释】

① 宜：适合。

【译文】

切脉诊病时，要与全身情况结合，分辨宜忌、顺逆、阴阳属性，以对病情及预后进行判断。

【解析】

一般情况下，诊脉以浮主表，沉主里，数主热，迟主寒，弦大主实，细微主虚。内伤虚弱的疾病，一般忌见浮、洪、紧、数等阳脉类脉象。邪实有余的疾病，一般忌见沉、细、微、弱等阴脉类脉象。如果临床出现症与脉不相符合的情况，预后相

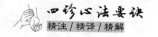

对较差。临床上要根据脉症顺逆来灵活判断病情的顺逆。

一般情况下，脉症相符者为顺，脉症不相符者为逆。如新病脉来浮、数、洪、实者多为顺，提示机体正气强盛，能够抵御外邪，或祛邪外出。久病脉现沉、细、微、弱者多为顺，提示机体正气不足，但邪气尚不强盛。在脉症不一致的情况，可表现为症真脉假，或症假脉真。

在症真脉假的情况下，当舍脉从症。如腹胀满，喜温喜按，大便稀溏，舌淡苔薄白，而脉弦滑者，则症所反映的是脾胃虚寒，是真症，脉所反映的是痰湿内盛，出现弦滑脉，为假象，当舍脉从症。

在症假脉真的情况下，须舍症从脉。如高热，口渴喜热水，安静，欲加衣被，脉细，为真寒假热证，出现高热是假热，当舍症从脉。

临床诊断时要四诊合参，全面认识疾病的本质。依据疾病的本质，或舍脉从症，或舍症从脉。

四、常见病证脉证顺逆

【原文】

中风之脉，却喜①浮迟，坚大急疾，其凶可知。

【提要】

中风病证脉象的临床意义及宜忌。

【注释】

① 喜：适宜。

【译文】

中风病人的脉象若现浮迟脉，预后较佳。若现脉形搏指坚大，至数较快的脉象，预后较差。

【解析】

中风是以突然昏仆、不省人事，伴口眼歪斜、半身不遂、舌强、语言蹇涩为主要特征的病证。中风病多因年老体弱，脏腑功能失常，气血亏损；或过食肥甘厚味，脾失健运；或情志过极，七情内伤，肝失疏泄，气机郁滞而导致痰浊、瘀血、火热内生。在饥饱失常、忧思恼怒、劳力过度、气候骤变等因素的诱发下，使风气内动、血随气逆，瘀阻脑络致脑脉闭阻或血溢脉外，引起半身不遂，发为中风。

中风的病位在脑，与心、肾、肝、脾密切相关。其病机有风（肝风）、火（肝火、心火）、痰（风痰、湿痰）、气（气逆）、血（血瘀），虚（阴虚、气虚），相互影响，相互作用。病性多为本虚标实，上盛下虚。其基本病机为气血逆乱，上犯于脑，神明失用。若脉浮迟，提示其化风、化火之势不盛，预后较好。若脉来坚大搏指，提示其化风、化火之势较盛，预后较差。

中风分为中经络与中脏腑。中经络者，一般神志清楚，多表现为突发口眼歪斜、半身不遂、言语蹇涩不利等症。中脏腑者可出现突然昏仆，口眼歪斜，神志不清，或神志恍惚，不省

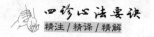

人事，半身不遂，口舌歪斜等症。中经络者，病位比较浅，病情比较轻，预后较好；中脏腑者，病位比较深，病情比较重，预后相对较差。

【原文】

伤寒热病，脉喜浮洪。沉微涩小，证反必凶。汗后脉静，身凉则安；汗后脉躁，热甚必难。阳证见阴，命必危殆[1]；阴证见阳，虽困无害。

【提要】

伤寒、温热病证脉象的临床意义及宜忌。

【注释】

① 殆：危险。

【译文】

伤寒及外感温热病邪，脉象表现为浮或洪，预后较佳，若表现为沉、微、涩、小的脉象，则预后不佳。伤寒或热病，若发汗后，汗出脉静身凉者，是疾病好转的表现。若发汗，汗出后脉象仍然急躁不静，发热更剧者，多为疾病加重的表现。若伤寒、温热病之阳证反见阴脉，预后多不良。若伤寒、温热病之阴证反见阳脉，虽属脉证相反表现，一般预后较好。

【解析】

一般情况下，伤寒、温病等为外感病邪侵袭机体，邪正交争，多由表传入里，由上传入下，故脉象见浮、洪等阳脉，多为顺证。若见沉、微、涩、小等阴脉，则为逆证。外感伤寒、温病，治疗当以外解，使邪不能传里。若经过治疗后，汗出外邪随解，身凉脉静，是治疗有效的标志。若经治疗后，外邪不解，反而出现脉躁动，身热不退，病不随汗所退，多为治疗无效，是疾病加重的标志。临床当认真观察病情的变化，随时调整治疗方案。

【原文】

劳倦伤脾，脉当虚弱，自汗脉躁，死不可却①。

【提要】

劳倦伤脾病证脉象的临床意义及宜忌。

【注释】

① 却：去掉。

【译文】

劳倦常常伤到脾胃，脉象多表现为虚弱类脉象，为预后较好；若出现自汗，脉急躁，预后不佳。

【解析】

脾主运化，过度劳累倦怠可损伤脾气，脾气虚弱，运化功能失职，可出现纳差、腹胀、便溏等。脾为后天之本，气血生化之源，若脾气虚弱，气血生化乏源，导致气血亏虚，不能充实脉道，脉象当为虚弱无力的表现。若出现自汗，脉流搏击，脉搏急躁者，为气血亏虚较甚，有气脱之象，预后较差。

【原文】

疟①脉自弦，弦迟多寒，弦数多热，代散则难。

【提要】

疟疾病证脉象的临床意义及宜忌。

【注释】

① 疟：音 nüè，一种表现为周期性发冷发热的急性传染病。

【译文】

疟疾多见弦脉，弦迟者多为寒疟，弦数者多为热疟，弦兼代散则为病情凶险恶，预后不佳。

【解析】

疟疾是因为感受疟邪（疟原虫）而致，是临床表现以寒战、壮热、头痛、汗出、周期性发作为特征的一种虫媒传染性疾病，多发于夏秋季。病因病机为疟邪（疟原虫）侵袭，兼因外感风、暑、湿之邪或饮食劳倦而诱发，疟邪伏于半表半里，出入于营卫之间，邪正相搏，阴阳失调则寒热发作。邪正相安则寒热休止，相争则发作。热偏盛者为温疟，脉多弦数。寒偏盛者为寒疟，脉多弦迟。若病久导致正气不足，气血亏虚，则脉多代或散，预后较差。

若由瘴毒疟邪致阴阳的极度偏盛，或寒热偏盛，伤及脑部，伴蒙蔽心神，神昏谵语者，称为瘴疟，预后极差。疟疾久治不愈，疟邪久留体内，耗伤人体气血，导致正气亏虚，遇劳则发，称为劳疟。若疟疾日久不愈，可致气血瘀滞，津液凝结成痰，痰瘀互结，结于左胁下，触之有形包块，按之压痛，称为疟母。

【原文】

泄泻下利，沉小滑弱，实大浮数，发热则恶①。

【提要】

泄泻病证脉象的临床意义及宜忌。

【注释】

① 恶：凶险。

【译文】

泄泻、下利可出现沉、小、滑、弱等相应的脉象。若下利而出现实、大、浮、数等脉象，兼见发热者，则预后不佳。

【解析】

泄泻又称为腹泻，指大便次数增多，粪质稀薄不成形，甚至呈水样便的病证。多因外感风寒湿热、疫毒之邪；或饮食不节，食物不净，虫积肠道；或情志不随，肝郁气结；或久病脾肾阳气亏虚等，导致脾之健运功能失常，小肠不能分清别浊，大肠传导功能亢进，水湿下趋所致。脾胃、大小肠、肝胆的病变常可出现泄泻。

临床有暴泻与久泻之分，暴泻多实，起病急，可见实、大、滑、浮脉，久泄多虚，起病缓慢，可见虚、细、弱、数脉。腹泻若伴随发热，多因久泄、暴泄耗气伤津，津亏气竭，则病情相对较为危重，应予以重视。一般情况下暴泻（急性泄泻）经适当、正确的治疗后，大多数患者能够很快缓解治愈。若治疗不及时或误治，反复发作，病程迁延缠绵者，可由实证转化为虚证，形成慢性泄泻。若暴泻无度，导致耗气伤津，会引起津亏气竭，亡阴亡阳的恶候，预后相对较差。慢性泄泻一般经正确治疗，也多能痊愈。若慢性腹泻反复发作，长期迁延不愈，会导致脾虚及肾，脾肾同病，则病情会逐渐加重。若久泻突见泄泻无度，呼吸微弱，肌肤干燥无弹性，形寒肢冷，脉微欲绝者，多因脾虚气陷，肾失封藏，阴阳离绝的危险证候，预后多不佳。

【原文】

呕吐反胃，浮滑者昌，沉数细涩，结肠①者亡。

【提要】

呕吐、反胃病证脉象的临床意义及宜忌。

【注释】

①结肠：大便干结不通。

【译文】

呕吐及反胃病，若出现浮滑脉，一般预后较好。若出现沉数、细涩脉，兼见大便不通者，预后不佳。

【解析】

呕吐常因外邪犯胃，饮食不节或饮食不洁，痰饮内停，肝气犯胃，病后体弱等导致胃失和降，胃气上逆。实证如外邪、食积、痰饮、肝郁等，致胃气升降失调，气逆作呕。虚证为脾胃亏虚，运化功能失常，气失和降。反胃多因饮食不节，饥饱失常，嗜食生冷，或思虑伤及脾胃，导致中焦虚寒，不能化物。脾胃运化失常，津液不化，痰湿内生，或宿食停留导致胃气上逆，尽吐而出。

脉象浮滑者，提示胃气未伤，病情较轻。沉数细滑者，提示津液、胃气大伤，预后较差。如出现大便闭塞不通，多为呕吐伤津，津液亏耗，失去濡养肠道之功，或有形邪气，闭阻肠道，导致肠道梗塞不通的重危病证。

一般情况下，实证的呕吐，病程相对较短，病情相对较轻，容易治愈。虚证及虚实夹杂者，反复发作，病程相对长，病情相对重，较为难治。若治疗不及时或误治，疾病可由轻证转为重证，久吐可损伤脾胃，致气血津液化源不足，易变生他病。当及时诊治，防止后天脾胃受损。但临床诊治呕吐、反胃时，当辨清是内科疾患还是外科疾患，而采取不同的治疗方案，以免贻误病情。

【原文】

霍乱之候，脉代勿讶①，舌卷囊缩，厥伏②可嗟。

【提要】

霍乱病证脉象的临床意义及宜忌。

【注释】

① 讶：惊奇。

② 伏：隐藏。

【译文】

霍乱病一般多出现代脉，不必惊慌。若兼见舌头卷缩、阴囊缩紧、四肢厥冷、脉伏等证，预后较差。

【解析】

霍乱表现为起病急，猝然发作，上吐下泻，腹痛或不痛的疾病。因发病较急，挥霍撩乱，故命名霍乱。本病多发于夏秋之季，主要由于感受暑湿、疫毒之邪、寒湿秽浊之气或饮食不洁，湿邪阻滞中焦，导致升降之气逆乱，上下不通，或上吐下泻，呕吐剧烈，泄泻频作，量多。若见高热，心烦，唇舌干焦，口燥渴，舌卷囊缩，小便黄少或无小便，多为热邪内盛，热盛伤津，津液不能濡养于筋脉，筋脉失养而致。若见下利清谷无度，四肢厥冷，口鼻气冷，多为寒邪直中厥阴所致。二者均为病情危重，预后不佳的表现。若出现剧烈吐泻，有亡阴亡阳的表现时，当及时进行救治。诊断治疗时要注意采取隔离，以免疾病的蔓延。

【原文】

嗽①脉多浮，浮濡易治，沉伏而紧，死期将至。

【提要】

咳嗽病证脉象的临床意义及宜忌。

【注释】

① 嗽：咳嗽。

【译文】

咳嗽多见浮脉。若见浮脉或濡脉，容易治疗；若见沉紧或伏脉，则是预后不佳的表现。

【解析】

咳嗽的病变部位一般在肺，但心、肝、脾、肾等脏病变也可波及肺。肺位上焦，为娇脏，上连于咽喉，开窍于鼻，外应皮毛，主气，司呼吸，主宣发肃降。外邪从口鼻或皮毛侵入，首先伤肺，导致肺气宣发肃降失常，肺气上逆而发生咳嗽。内伤多因饮食失常、情志不遂或肺脏自病。饮食失常，嗜好烟酒，导致火热内生，灼津为痰；或肥甘厚味，伤及脾胃，痰浊内生，上干于肺，致肺气上逆而咳嗽；或情志不遂，肝失疏泄，气机郁滞化火，循经上逆犯肺，肺失肃降而咳嗽；或肺病日久，久治迁延不愈，耗伤气阴，肃降失常，肺气上逆而咳嗽；或肺气虚不能输布津液，津停为痰；或肺阴亏虚，阴虚火旺，虚火灼津为痰，痰浊阻滞气道，肺气宣发肃降失常而咳嗽。

　　咳嗽多因外感或内伤波及肺，脉多见浮、濡者，为顺证，预后较好。若咳嗽时间较长，多现虚证，脉象出现虚弱类脉象为脉证相符。凡长期咳嗽，身体羸瘦，正气不足，而出现沉、紧、伏等脉象，为脉证不符，为逆证，预后较差。外感咳嗽病情相对较轻浅，及时治疗易于治愈。若外感咳嗽失治误治，可转成为内伤咳嗽。内伤咳嗽则反复发作，迁延不愈，其病情较深，治疗难以取得速效，当精心调治。无论外感咳嗽还是内伤咳嗽，如果治疗不及时或治疗不当，病情可由实证转为虚证，或虚实夹杂，可由肺脏影响到脾、肾，也可由他脏影响到肺。病情出现逐渐加重，最后会累及于心，导致肺、心、脾、肾诸脏功能受损，气血津液代谢及运行障碍，出现痰饮、瘀血互结，使病情缠绵难愈，逐步演变成为肺胀。

【原文】

喘息抬肩，浮滑是顺，沉涩肢寒，切①为逆证。

【提要】

哮喘病脉象的临床意义及宜忌。

【注释】

①切：音qiè，紧急。

【译文】

哮喘发作，出现张口抬肩的症状，一般多见浮滑脉。若见沉涩脉象，伴四肢寒冷，则为危重难治的表现。

【解析】

哮喘的发作多因先天禀赋不足，脏腑功能失常导致的"伏痰"停聚肺内而成为哮喘的夙根，为哮喘病的内因。哮喘发作多因"伏痰"遇到一定的诱因而致。"伏痰"的来源多因脾虚运化失常，水湿停聚而成；或因久病肾阳虚衰，气不化水，水津不布，上泛为痰；或肺气亏虚，肃降失职，津聚生痰；或在内因"伏痰"的基础上感受外邪，因情志失畅，饮食失常，过度劳累等诱发，致使痰气相搏，痰随气升，阻于气道，气道不畅，呼吸受阻，出现胸胁胀闷不适，喘咳不能平卧，喉中有痰鸣音等气道壅塞的症状。

本病病位在肺，"伏痰"为患，故脉见浮滑。若出现沉脉、涩脉，四肢厥冷，多见于哮喘危重阶段。孤阳欲脱，气血瘀滞，甚则出现大汗淋漓等亡阴亡阳的表现，多为危候。一般情况下，哮喘在一定诱因下会长期反复发作，病情缠绵，迁延难愈，可逐渐发展成为肺胀。若反复发作，迁延不愈，累及于肾，出现肾失摄纳，痰瘀阻肺的肾虚肺实证候。若出现阳气虚衰，气化无权，水湿泛溢，可上凌心肺。本病严重阶段，可出现肺、肾虚极，心气、心阳衰竭，心主血脉功能异常，血脉瘀滞，出现面色、口唇、舌、指甲等青紫，重者出现喘脱汗出，甚至出现亡阳、亡阴之危象，则预后极差。

【原文】

火热之症，洪数为宜，微弱无神，根本①脱离。

【提要】

火（热）病证脉象的临床意义及宜忌。

【注释】

① 根本：指阴阳。

【译文】

火（热）证一般表现为洪数脉，若脉出现微脉、弱脉等无神的脉象，多是精气亏损的表现，预后较差。

【解析】

火与热邪在程度上有一定的差异，热为火之渐，火为热之极，临床上一般常常火热并称。火表现在局部，热表现于全身。火为阳邪，其性炎上，火易耗气伤津，易生风动血，易扰心神。炎热之邪，最易迫津外泄，消灼津液，使人体津液耗伤，表现为口干渴、多汗、身热面红等。若脉象为洪数脉则为顺证。脉象现微脉、弱脉，为火热较盛，津气大伤的危候。若火热内盛，耗伤阴津，筋脉失其濡润滋养，则筋脉拘挛，肢体抽搐。若火热偏盛，鼓动血脉，灼伤脉络，迫血妄行，可出现各种出血证，多提示疾病预后不佳。

【原文】

骨蒸发热，脉数而虚，热而涩小，必殒① 其躯

【提要】

骨蒸潮热病证脉象的临床意义及宜忌。

【注释】

① 殒：音 yǔn，死亡。

【译文】

骨蒸潮热病证一般表现为虚数脉。若发热较盛而脉象细涩者，病属难治，预后不佳。

【解析】

骨蒸潮热指患者有热从骨内向外透发的感觉，称为骨蒸潮热。多为阴虚内热，热盛伤阴，阴液亏损，阴不制阳，夜间卫阳行于里，使体内阳气更加偏亢而生内热，出现潮热盗汗，五心烦热。脉虚数无力为顺；若见发热较盛，而脉小涩，提示阴虚火旺，内热亢盛，阴液亏耗较盛，病情危重。

【原文】

劳极诸虚，浮软微弱，土败①双弦，火炎细数。

【提要】

虚劳病证脉象的临床意义及宜忌。

【注释】

① 败：毁坏。

【译文】

虚劳病证一般常见浮软、微、弱脉等脉象，若两手关部见弦脉，则是脾土衰败的表现；若虚劳内热偏盛，多见细数脉。

【解析】

虚劳是由多种病因作用于人体，引起脏腑气血、阴阳的极度亏虚，日久不复而成。本病病变部位主要在五脏，尤以脾肾为主。虚劳病的病变过程中，五脏之间常常互相影响，一脏受病，可累及他脏。气虚不能生血，血虚无以养气；气虚日久，阳也逐渐衰弱；血虚日久，阴也不足；阳损日久，累及于阴；阴虚日久，累及于阳，以致病势日渐发展加重，而病情逐渐趋于复杂。

病性主要为气、血、阴、阳的虚损，故见浮脉、软脉、微脉、弱脉为顺。若两手关部出现弦脉，为肝木乘脾土，是脾胃衰败的表现。若见到细数脉，为阴虚火旺，预后不佳。虚劳病病程相对较长，一般多见于久病痼疾反复发作，逐渐发展。患者体质的强弱，脾肾功能的盛衰，致病原因的影响，治疗、护理等是否及时、正确等，对其转归及预后均有很大影响。若脾肾功能尚可，元气未衰，形气未脱，精神、饮食尚可，能受补益者，为虚劳的顺证表现，其预后较佳。相反，若脾肾衰败，元气大衰，形神俱脱，食欲不振，舌苔无根或光红如镜，脉浮大无根者，为虚劳的逆证表现，其预后不佳。

【原文】

失血诸证，脉必见芤，缓小可喜①，数大堪忧。

【提要】

失血病证脉象的临床意义及宜忌。

【注释】

① 喜：指预后较好。

【译文】

失血病证一般常见芤脉，若见细缓脉，属易治脉象；若见数大脉，则属难治脉象。

【解析】

失血由多种原因导致火热熏灼、瘀血停滞或气虚不摄，使血不归经，血液不循常道，或上溢于口鼻，或下泄于前后二阴，或渗出于肌肤所形成。若失血过多，阴血不足，阴虚无以维系阳，致阳气浮散而出现芤脉。失血过多，不能充盈脉道，可见脉细缓，多为顺证。若失血过多，反见数大脉，为阴不敛阳，阳气欲脱的表现，多为逆证。

失血证的预后，与多种因素密切相关。如导致血证的原因，一般情况下，外感病证导致的血证相对容易治疗，内伤病证导致的血证相对难于治疗。病程短者相对容易治疗；发病时间久，病程长者相对难于治疗。出血量少者相对病情较轻，出血量多者病情相对较重，大出血者可出现气随血脱的危急证候。若出血同时伴随高热、咳喘，或大汗淋漓者，一般病情较重。如《景岳全书·血证》说："凡失血等证，身热脉大者难治，身凉脉静者易治，若喘咳急而上气逆，脉见弦紧细数，有热不得卧者死。"

【原文】

蓄血①在中，牢大却宜，沉涩而微，速愈者稀。

【提要】

蓄血证脉象的临床意义及宜忌。

【注释】

① 蓄血：瘀血内蓄的病证。

【译文】

蓄血证一般常见牢脉或大脉，是脉证相符的表现。若见沉、涩、微脉，要想快速取得疗效是比较困难的。

【解析】

蓄血证又称瘀血证，指血液停滞于体内，包括离经之血积于体内，或血运不畅，阻滞于经脉或脏腑内的血液。瘀血形成后，又成为一种致病因素，反过来阻滞气机，阻碍气血的正常运行，导致脏腑功能失常，形成恶性循环。蓄血证多因跌扑损伤、肝气郁结、火热之邪伤津、寒邪凝滞等使血瘀停蓄。

蓄血证为有形物质停留体内的实证，见到牢脉、大脉，属脉证相符，为顺证。若见沉脉、涩脉或微脉，多为气血虚弱，瘀血内停所致，为难治之逆证。瘀血形成后，失去血液原有的滋养、濡润作用，阻碍正常气血的新生和运行，可逐步发展成为瘀血兼气血虚亏之证；或使经脉阻滞，运行不畅，日久则形成"癥积"等病变。

【原文】

三消①之脉，数大者生，细微短涩，应手堪惊。

【提要】

消渴病脉象的临床意义及宜忌。

【注释】

① 三消：消渴病。

【译文】

消渴病一般表现为数脉或大脉者，预后较好，若表现为细脉、微脉、短脉、涩脉者，预后较差。

【解析】

消渴病是由于先天禀赋不足、情志失调、饮食所伤等原因所导致，是以"三多一少"即多尿、多饮、多食、消瘦、乏力，或尿有甜味为典型临床表现的一种疾病。病机主要为阴津亏损，燥热偏盛，以阴虚为本，燥热为标，两者互为因果。阴津愈虚则燥热越盛，燥热愈盛则阴津越虚。消渴病的脏腑定位主要在肺、胃、肾，尤以肾为关键，三脏之间往往又互相影响。消渴病属燥热太过之疾，因此见到数脉、大脉为顺证。若见到细脉、微脉、短脉、涩脉，提示津液亏虚较盛，为脉证不符的逆证。

消渴病病变影响广泛，常影响到多个脏腑组织，若医治不及时、治疗不当或病情危重者，可出现多种并发病证。如久病肺失滋润濡养，可并发肺痨。肝肾精血亏虚，不能上承濡养耳目，可并发白内障、雀目、耳聋。燥热内结，脉络瘀阻，热瘀互结，蕴毒为脓，则并发痈疽疮疖。若久病脉络瘀滞，痰瘀互结，阻滞经络，可并发中风偏瘫。若脾肾衰败，水湿泛滥于肌肤，可并发为水肿。

消渴病的发病病机，总以阴虚燥热为主，病久可致阴损及阳，阴阳两虚，或以阳虚为主，最终可导致脉络瘀阻等各种严重的并发症。

【原文】

小便淋闭①，鼻色必黄，实大可疗，涩小知亡。

【提要】

淋证与癃闭病证脉象的临床意义及宜忌。

【注释】

① 淋闭：淋证、癃闭证。

【译文】

淋证与癃闭证见鼻头色黄，实脉或大脉者，预后较好；如见涩脉、小（细）脉者，预后多不佳。

【解析】

淋证表现为排便不利，淋漓不尽，排尿时尿道灼热疼痛，小便次数增多，小腹急痛等症状。多因嗜食辛热肥甘，或嗜酒太过，导致湿热蕴结下注于膀胱；或年老体弱，劳累过度，房事过度，致脾肾亏虚，下元不固，致小便淋沥不已；或情志不遂，郁怒伤肝，气郁化火，导致膀胱气化失常而致。临床常见热淋、石淋、气淋、血淋、膏淋、劳淋六种。淋证病位在膀胱和肾，与肝脾密切相关。主要病机为湿热蕴结下焦，致膀胱气化不利。淋证的预后，与发病的类型和病情的轻重密切相关。淋证初次发作一般较易治愈，但部分年老体弱者难治。热淋、血淋可导致湿热弥漫三焦，热毒内陷，出现高热、烦躁，甚则神昏、谵语等危候。

淋证长期反复发作，久病不愈，遇劳则发，形成劳淋。病久可致脾肾亏虚，重则脾肾衰败，肾亏肝旺，出现恶心呕吐，纳差，烦躁不安，甚则昏迷、抽搐等肝风内动的证候。若淋证，尿血缠绵不止，病程较长，面色憔悴，形体消瘦，少腹扪及包块者，为气滞血瘀之癥积形成。

癃闭是以为排尿困难，小便点滴而出，甚则闭塞不通为临床特征的一种病证。多因嗜食辛辣，湿热内生，下注膀胱；或素体湿热，移热于膀胱；或湿热侵袭膀胱，气化不利；或邪袭肺卫，肺气失于宣降，通调水道功能障碍，致上焦不通，下焦气闭，气化不利；或饮食不节，劳倦伤脾；或久病体弱，导致脾虚运化失常，清浊不分，升降失常；或年老体弱，久病体虚，致命门火衰，气化不利；或下焦炽热，日久不愈，伤及肾阴，致肾阴亏虚。以上均可导致肾和膀胱气化失司，小便排出困难。以小便不利，点滴而出，病势较缓者称为"癃"。以小便闭塞，点滴全无，病势较急者称为"闭"。癃和闭虽有区别，但都指排尿困难，只是表现在排尿轻重程度上的不同，因

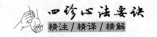

而合称癃闭。

若癃闭治疗及时正确，尿量会逐渐增加，为病情好转，逐渐痊愈的表现。若治疗不及时或误治，小便逐渐减少者，提示病情逐渐加重。若疾病的发展过程中，出现恶心呕吐，头痛，视力模糊，烦躁，甚则昏迷者，若不及时进行救治，预后较差。如《景岳全书·癃闭》说："小水不通是为癃闭，此最危最急症也，水道不通，则上侵脾胃而为胀，外侵肌肉而为肿，泛及中焦则为呕，再及上焦则为喘。数日不通，则奔迫难堪，必致危殆。"临床也可根据膀胱有无尿来判断预后，膀胱有尿者，预后较佳；膀胱无尿者，如果起病急，病程短，全身状况较好者，预后相对较佳；若起病缓慢，病程长，全身状况较差者，预后相对不佳。

【原文】

癫乃重①阴，狂乃重阳，浮洪吉象，沉急凶殃。

【提要】

癫、狂证脉象的临床意义及宜忌。

【注释】

①重：偏盛。

【译文】

阴气偏盛为癫，阳气偏盛为狂，脉浮而洪大为顺，脉沉而急躁为逆。

【解析】

癫狂证指精神错乱、神志失常的一类疾病。临床表现为沉默寡言，表情淡漠，语无论次，动作离奇，安静而抑郁状态者为癫。临床表现为狂躁打闹，喧扰不宁，妄言责骂，毁物伤人，兴奋而多动状态者为狂。本病以七情内伤，痰气上扰，气血凝滞为主要病理因素，基本病机为阴阳失调，神机逆乱。癫病多因痰气郁结，蒙蔽心窍，致心神不宁。狂病多因痰火上扰，蒙蔽清窍，致心神被扰。本病总以痰浊为患，脉象以浮脉、洪脉为佳象；若表现为沉而急的脉象，预后不佳。

癫病早期多为肝气郁滞、痰气交阻的实证，若久病失治误治，或调摄不当，可转为心脾两虚或气阴两虚的虚证。若屡遭七情内伤，则容易反复发作而转为慢性，或加重转为狂病，为预后不良。

狂病宜早期诊断，早期合理用药治疗，加强调护和心理安慰，多可治愈。尤其治疗不当，或久治不愈者，可形成癫病，预后多不良。

【原文】

痫宜浮缓，沉小急实，但弦无胃①，必死不失。

【提要】

痫病脉象的临床意义及宜忌。

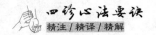

【注释】

① 无胃：无胃气。

【译文】

痫病一般表现为浮缓、沉细、实大的脉象，是病脉相符的表现。若脉象见弦而无从容、徐和之象，则预后极差。

【解析】

痫病以突然意识丧失，发则昏仆，不省人事，口吐白沫，四肢抽搐，两目上视，伴口中怪叫，移时苏醒，醒后如常人为主要临床表现的一种发作性疾病。因先天、后天因素相互作用，导致脏腑功能失常，神机受损。多由痰、火、瘀等受内风触动，导致气血逆乱，蒙蔽心神而发病。以心、脑神机受损为本，脏腑功能失调为标，其脏气不和，阴阳偏胜，心、脑所主之神明失用，神机失灵，元神失控是病机的关键所在。其病位在心、脑，与肝、脾、肾等脏腑密切相关。出现浮缓、沉细、实大等脉象与病理相符合，预后较好；若出现弦而无力，失去从容和缓之象，则提示胃气将绝，预后较差。

【原文】

心腹之痛，其类有九，细迟速愈，浮大延①久。

【提要】

心腹疼痛病证脉象的临床意义及宜忌。

【注释】

① 延：推迟。

【译文】

心腹疼痛之病证，可分为九大类。若脉见细而迟，容易恢复；若脉见浮大，则缠绵难愈。

【解析】

《千金要方·心脏》载九种心痛：一、虫心痛；二、注心痛；三、风心痛；四、悸心痛；五、食心痛；六、饮心痛；七、冷心痛；八、热心痛；九、去来心痛。《张氏医通·诸痛门》则分为饮痛、食痛、气痛、血痛、冷痛、热痛、悸痛、虫痛、疰痛九种。《医学心悟》卷三谓："心痛有九种：一曰气，二曰血，三曰热，四曰寒，五曰饮，六曰食，七曰虚，八曰虫，九曰疰，宜分而治之。"《类证治裁·心痛》分为饮、食、寒、火、气、血、悸、虫、疰心痛九种。

九种心痛包含较为复杂的病症。疼痛有虚、实之分，实性疼痛多因外感邪气、气滞血瘀、痰凝，或食积、虫积、结石等阻滞脏腑经脉，气血运行不畅所致，即"不通则痛"。虚性疼痛多因气血阴阳亏虚，精血不足，脏腑经脉失养所致，即"不荣则痛"。当出现细脉、迟脉，通过适当治疗，较易痊愈。若出现浮大脉，提示气血大虚，治疗较为困难。心腹疼痛的转归及预后取决于病证的性质和患者体质。一般情况下体质较好，病程短，正气足者预后相对较佳。体质较差，病程长，正气不足者预后相对较差。心腹疼痛,病种较多,临床当认真辨别,准确诊断,分门别类进行治疗。若疼痛急作,伴大汗淋漓,四肢厥冷,脉微欲绝者,当辨别病位,分清邪正盛衰,进行及时救治,以免贻误病情。

【原文】

疝①属肝病,脉必弦急,牢急者生,弱急者死。

【提要】

疝病脉象的临床意义及宜忌。

【注释】

① 疝:体内脏器通过较薄弱的地方而隆起。

【译文】

疝病多为肝筋拘急所致,若脉见弦、牢而急,预后较好;若见弱而急者,预后较差。

【解析】

疝病指体腔内脏器、组织等向外突出,在体外形成包块的病证。临床上腹部脏器在会阴部突出致阴囊肿胀疼痛较为多见。多因坐卧湿地,寒湿之气循足厥阴肝经,注于肝脉,凝滞于睾丸、阴囊,导致气血瘀阻而肿大;或因寒湿蕴积化热,湿热下注肝经,致睾丸肿胀疼痛;或阴囊积液;或年老体弱,过度劳累,脾虚中气下陷,使小肠坠入阴囊而成。多伴有疼痛,若出现弦脉、牢脉，多为病脉相符。若出现弱脉则提示病程较久，正气亏虚，预后较差。

【原文】

黄疸湿热，洪数便宜^①，不妨浮大，微涩难医。

【提要】

黄疸病证脉象的临床意义及宜忌。

【注释】

①宜：适合。

【译文】

黄疸多由湿热蕴结引起，若见洪数脉及浮大脉，则为病脉相符；若见微脉、涩脉，预后不佳。

【解析】

黄疸是以目黄、身黄、小便黄为临床表现的病证，其中以目黄为主要特征。黄疸多因外感湿邪，蕴结脾胃，郁而不达，熏蒸肝胆，致胆汁不循常道，外溢肌肤所致；或饮食不节，嗜食肥甘厚味，过度饮酒，伤及脾胃，脾胃运化失常，肝胆疏泄失常，胆汁侵入血液，溢于肌肤；或结石、蛔虫阻滞胆道，胆液外溢发黄。若湿从热化，湿热郁蒸，发为阳黄，身、目俱黄，黄色鲜明如橘皮。若湿从寒化，寒湿内蕴，发为阴黄，身、目黄色晦暗如烟熏。

若出现洪数脉，提示湿热为患，预后相对较好。若出现微脉、涩脉，提示黄疸日久，气血亏虚，或瘀血内结或有恶变。阳黄和阴黄在一定条件下可以相互转化，阳黄日久不愈，或过用寒凉之药，易损伤脾阳，使湿从寒化而转为阴黄。阴黄如重感湿热之邪，或过用温热之药，可转化为阳黄。一般情况下，阳黄的预后相对较好，但当急黄邪入营血，出现耗血动血者，预后多不佳。若阴黄通过治疗，阳气逐渐恢复，黄疸逐渐减退，则预后一般较好。阴黄久治不愈，若化热伤阴动血，黄疸逐减加深，可转变为鼓胀、积聚，则预后不佳。若出现肝肾亏虚，阳气衰竭的表现，则预后极差。

【原文】

肿胀①之脉，浮大洪实，细而沉微，岐黄无术。

【提要】

肿胀病证脉象的临床意义及宜忌。

【注释】

① 肿胀：水肿。

【译文】

水肿病证一般表现为浮大脉、洪脉、实脉，为脉证相符的表现；若见到细脉或微脉，是脉证不符的表现，预后不佳。

【解析】

水肿多因外邪六淫，内舍于肺，肺宣降失常；或饮食劳倦，伤及脾胃，脾胃运化失司；或久病体弱，房劳不节，内伤于肾，气化功能失常，水液内停，泛溢于肌肤引起头面、眼睑、四肢，甚至全身浮肿。水肿主要与肺、脾、肾、三焦等脏腑功能密切相关。感受外邪导致水肿者，病位多在肺、脾，多属实证，为阳水。内伤导致水肿者，病位在脾、肾，多属虚证，为阴水。

水液停留表现为浮大脉、洪脉、实脉，提示邪气有余，但正气不弱，预后较好。若表现为细脉、微脉，提示正气大虚，预后较差。导致水肿病的原因很多，临床当结合病人的整体情况进行辨治，尤其当结合运用现代医学的相关检查手段，全面评估病人病情，采取相应的治疗方案，不得仅仅依靠脉象的变化来判断疾病。

【原文】

五脏为积①，六腑为聚②，实强可生，沉细难愈。

【提要】

积聚病证脉象变化的临床意义及宜忌。

【注释】

① 积：腹内结块固定不移。
② 聚：腹内结块聚散不定。

【译文】

腹中积块，固定不移，属积证，多见于五脏。腹中积块，游走不定，属聚证，多见于六腑。若积聚证见到实而有力的脉象，为脉证相符；若见到沉细脉，则预后不佳。

【解析】

积聚多因情志抑郁，致肝脾气机阻滞；或大量饮酒，嗜食肥甘厚味；或饮食不节，伤及脾胃，湿浊内停；或邪毒内集，留而不去；或黄疸日久，湿邪留恋；或久疟不愈；或感染血吸虫等，导致脏腑功能失常，气机郁滞，瘀血内停，气、血、痰互结导致腹中积块的病证。积聚发病的内在重要因素是正气亏虚。如出现实脉，提示正气未伤，预后相对较好。若出现沉细脉，提示正气不足，预后不良。

积一般指腹内包块有形，位置固定不移动，疼痛位置相对固定，病属血分，多见于脏病，形成的时间相对比较长，病情一般比较重。聚指腹内包块聚散无常，疼痛无固定位置，病在气分，多为腑病，病史相对较短，病情一般比较轻。

【原文】

中恶①腹胀，紧细乃生，浮大为何？邪气已深。

【提要】

中恶病证脉象变化的临床意义及宜忌。

【注释】

① 中恶：感受秽浊不正之气导致的疾病。

【译文】

中恶证出现腹胀，紧细之脉，为脉证相符，预后较好。若见浮大之脉，则提示邪气较深，预后欠佳。

【解析】

中恶指感受秽毒之邪或不正之气，出现突然腹胀，厥逆，不省人事的病证。《证治要诀·中恶》："中恶之证，因冒犯不正之气，忽然手足逆冷，肌肤粟起，头面青黑，精神不守，或错言妄语，牙紧口噤，或头旋晕倒，昏不知人。"多因外邪突然侵袭机体，邪气内闭，出现脉紧。若邪气盛而深入，正邪交争，则脉现浮大，预后欠佳。本病发病突然，病情紧急，当全面检查病人的全身情况，综合分析，早发现，早诊断，早治疗。

【原文】

鬼祟①之脉，左右不齐，乍大乍小，乍数乍迟。

【提要】

鬼祟病证脉象变化的临床意义及宜忌。

【注释】

①鬼祟：音 guǐ suì，神鬼作怪导致的疾病。

【译文】

因受惊吓或恐惧所致鬼祟病证，常表现为左右两手脉律不

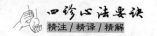

一致，不均匀，且脉形忽大忽小、脉率忽快忽慢。

【解析】

鬼祟是古人认为由神鬼作祟导致的疾病的迷信说法。现在多指因精神因素导致，表现为突然发病，精神异常，惊恐，幻听、幻视、妄想等，脉象出现参差不齐。临床应按精神疾病进行辨治。

【原文】

痈疽未溃①，洪大脉宜，及其已溃，洪大最忌。

【提要】

痈疽病证脉象变化的临床意义及宜忌。

【注释】

①溃：肌肉组织因腐烂而破口。

【译文】

痈疽证在未破溃时，以出现洪大脉为顺证；若其破溃后仍见洪大脉者，多为逆证。

【解析】

痈疽是临床常见的外科疾病。痈与疽分属阳证、阴证。凡是红肿高起、发热疼痛者称痈。凡硬肿疼痛，肤色不变，热象不明显者称疽。痈疽的发生多由于外感邪毒，过食膏粱厚味，痰热内生导致气血凝结、经络阻滞形成。痈疽未溃时，邪实热盛，正气未衰，表现为洪大脉者，为顺证。痈疽已溃，气血已亏，脉当细弱反而洪大者，提示邪热内盛，热毒内侵，病情危重。

【原文】

肺痈已成，寸数而实。肺痿之证，数而无力。痈痿色白，脉宜短涩，数大相逢，气损血失。肠痈实热，滑数相宜，沉细无根，其死可期[①]。

【提要】

肺痈、肺痿、肠痈病证脉象的临床意义及宜忌。

【注释】

① 期：期待。

【译文】

肺痈在成痈期，一般见两寸脉数而有力；肺痿，一般寸脉数而无力；肺痈、肺痿面色白，宜见短脉或涩脉，若见数大的脉象，表明肺脏气血受损。肠痈多为湿热蕴结肠道所致，以滑数脉为宜，如见沉细无根之脉，预后多不良。

【解析】

肺痈指热毒瘀结于肺，导致肺叶生疮，肉败血腐化脓，形成脓疡，以发热、咳嗽、胸痛，咯吐腥臭浊痰，甚则咯吐脓血痰为主要临床表现的一种病证。肺痈多因感受外邪，乘虚侵袭于肺；或痰热素盛，蒸灼肺脏，邪阻于肺，导致热壅血瘀，蕴酿成痈，血败肉腐成脓。多为邪气有余之病，脉象

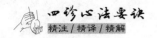

数而有力。

肺痿是肺部慢性衰损性疾病，以咳嗽，咯吐稠痰白沫，伴形体消瘦，精神萎靡不振，心悸气喘，唇舌干燥为主要表现的病证。本病多因其他肺部疾病迁延日久，失治误治，耗伤津液，阴虚内热，熏灼肺叶而致；或病久肺气虚损，阳气亏虚，气不化津，肺失滋养而致。多为正气不足，脉象表现为短涩。

肺痈一般多为实热瘀毒蕴结于肺，为实证。溃脓后，余热未清，可表现为实中夹虚证。肺痿一般多因肺病久治不愈，误治，迁延日久，长期发展而至，一般多表现为虚证，也可表现为虚中夹实证。临床当根据疾病的其他表现综合考虑，进行全面地分析判断。

肠痈指发生在肠道的痈肿，多因饮食不节，寒温不适；或外邪入侵，经络受阻；或情志郁怒伤肝，疏泄失常，气机不畅，肠道传化失司，糟粕停滞，气滞血瘀，热壅血瘀，化腐而成肠痈。肠痈为邪气有余之疾，脉当滑数。如出现脉沉细无根，提示正气衰竭，病情危重。肠痈为病，当结合病人的全身情况综合判断病情，并根据病人的具体情况而采取不同的治疗方案，以免贻误病情。

五、诊女人脉

【原文】

妇人有子，阴搏阳别，少阴动甚，其胎已结。滑疾而散，胎必三月，按之不散，五月可别。左男右女，孕乳是主。女腹如箕^①，男腹如釜^②。

【提要】

辨妊娠脉象的特点。

【注释】

① 箕：音 jī，不成圆形，清除垃圾的一种器具。此处形容孕妇的腹部像簸箕。

② 釜：音 fǔ，古代的一种锅。此处形容孕妇的腹部像釜底。

【译文】

妇人妊娠时，一般尺脉搏动强于寸脉。出现脉滑数而稍散时，是妊娠三个月的表现。若按之滑数而不散者，是妊娠五个月的脉象。若左手脉滑数强于右手，多为男胎；若右手脉滑数强于左手则多为女胎，同时可参考乳晕进行辨别。若孕妇腹部不成圆形，多是女胎。若孕妇腹部成圆形，多是男胎。

【解析】

《素问·阴阳别论》云："阴搏阳别，谓之有子。"对于已婚的妇女，如果平时月经正常，突然出现停经，且脉滑数而兼冲和之象，有饮食偏嗜者，多为妊娠的表现。《素问·平人气象论》云："妇人手少阴脉动甚者，妊子也。"指出若已婚妇女，停经并两尺脉搏动强于寸脉或左寸脉滑数明显者，均为妊娠之征。尺脉候肾，胞宫系于肾，妊娠后胞中胎气鼓动，出现两尺脉滑数搏指，异于寸部脉者为妊娠表现。临床中可作为参考，但不能完全依靠这个来作为诊断，应该结合观察到的其他症状或体征，结合现代医学相关检查，才能正确诊断。

【原文】

欲产离经，新产小缓，实弦牢大，其凶不免①。

【提要】

诊临产脉及新产脉的宜忌。

【注释】

① 不免：此处指不能避免。

【译文】

临产时，脉象表现与平时不一致，可失去平和的脉象，产后可出现细缓之脉。若产后脉象出现实、弦、牢、大脉，提示预后不良。

【解析】

《诸病源候论·妇人难产病诸候》云："诊其尺脉，转急如切绳转珠者，即产也。"妇人临产时可出现不同于平常的脉象，其脉多浮，或脉滑数。薛己《女科撮要》亦指出："欲产之时，觉腹内转动……试捏产母中指中节或本节跳动，方临盆，即产矣。"提示孕妇在平时不能感觉脉搏搏动的中指中节或本节的两旁出现脉搏跳动，即是临产之兆。新产之后，气血虚亏，多以见细缓脉为顺，见实脉、大脉、弦脉、牢脉等为逆。

六、真脏脉

【原文】

经脉病脉，业已昭详①，将绝之形，更当度量。

【提要】

讲解绝脉的脉象特点。

【注释】

① 昭详：明白清楚。

【译文】

正常情况下的脉象与生病时候的病脉，已做了详细的阐述，明白一般的病脉后，还需进一步了解绝脉的脉象特点。

【解析】

以上讲述了疾病状况下的脉象变化，以下当了解真脏脉的情况。真脏脉指重危疾病出现的无胃、无神、无根的脉象，是病邪深重，元气衰竭，胃气已败的征象，故又称"败脉""绝脉""死脉""怪脉"。

【原文】

心绝之脉，如操①带钩，转豆躁疾，一日可忧。

【提要】

心绝脉的脉象特点。

【注释】

①操：拿。

【译文】

心的绝脉表现为有铁钩一样的感觉，无柔和之气，触摸有搏击手指感，脉象圆滑而快，是病情危急，预后不良的表现。

【解析】

《素问·平人气象论》曰："死心脉来，前曲后居，如操带钩，曰心死。死肺脉来，如物之浮，如风吹毛，曰肺死。死肝脉来，急益劲，如新张弓弦，曰肝死。死脾脉来，锐坚如鸟之喙，如鸟之距，如屋之漏，如水之流，曰脾死。死肾脉来，发如夺索，辟辟如弹石，曰肾死。"心绝脉的脉象表现为转豆脉，脉搏跳动，硬而搏指，轻按坚实而不动，重按牢实而不移动，如按带钩样无胃气。

【原文】

肝绝之脉，循刃①责责②，新张弓弦，死在八日。

【提要】

肝绝脉的脉象特点。

【注释】

① 刃：刀的锋利部分。

② 责责：急劲貌。

【译文】

肝的绝脉表现像触摸刀刃一样，崩极弦紧，病情逐渐恶化，八天之内就有生命危险。

【解析】

肝绝脉表现为偃刀脉，脉来弦细，浮取细小而急劲，按之坚大而急，毫无胃气。

【原文】

脾绝雀啄^①，又问屋漏，复怀水流，四日无救。

【提要】

脾绝脉的脉象特点。

【注释】

① 啄：音 zhuó，鸟用嘴叩击并夹住东西。

【译文】

脾的绝脉表现如同鸟雀啄米，像房屋漏水，时而一滴，间隙次数不均匀，四天之内就有生命危险。

【解析】

脾绝脉的脉象表现为雀啄脉，脉来急数，节律不齐，如雀啄食物，连连搏指，坚锐而不柔和，如鸟之喙，三五不调，细小而锐坚则是无胃气的表现。

【原文】

肺绝维何？如风吹毛，毛羽中肤，三日而号①。

【提要】

肺绝脉的脉象特点。

【注释】

① 号：音 háo，哭泣，此处指死亡。

【译文】

肺的绝脉表现像风吹羽毛那样，四处飘散。若像羽毛触肤那样轻浮，则三天之内有生命危险。

【解析】

肺绝脉的脉象为浮散无根。

【原文】

肾绝伊何？发如夺索，辟辟①弹石，四日而作。

【提要】

肾绝脉的脉象特点。

【注释】

① 辟辟：音 pì pì，象声词，如手指弹石之声。此处指脉象促而坚。

【译文】

肾绝脉的表现像摸乱而无序的绳索，坚硬如岩石，四天内会有生命危险。

【解析】

肾绝脉的脉象表现为弹石脉，脉在筋骨下，坚实如指弹石一样毫无胃气。

【原文】

命脉将绝，鱼翔①虾游，至如涌泉，莫可挽留。

【提要】

命门绝脉的脉象特点。

【注释】

① 翔：盘旋。

【译文】

命门绝脉表现为鱼翔脉，像鱼在水中游动不定，像虾在水中游泳，忽而一跃，来势搏击无根，预示病情严重，预后不佳。

【解析】

命门绝脉的脉象表现为脉位较浅，脉搏搏动较弱，至数不清。

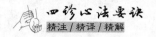

以上绝脉的脉象多见于危重病证，死亡率高，预后不佳，但随着医疗技术的不断进步，见到此类脉象，不一定代表病人不能救治，此时仍应积极采取措施，积极抢救，不得延误诊治。

七、反关脉

【原文】

脉有反关，动在臂后，别由列缺，不干①证候。

【提要】

反关脉的部位。

【注释】

① 不干：不相关。

【译文】

反关脉是指脉搏跳动出现在从列缺穴向前臂背部延伸，是一种部位特殊的脉象，一般与疾病无关。

【解析】

反关脉是一种生理性血管解剖变异的脉位。桡动脉行于腕关节桡侧的背侧，诊脉位置在寸口的背面。属桡动脉解剖位置的变异，不属病脉。

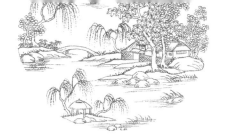

附 《四诊心法要诀》歌诀

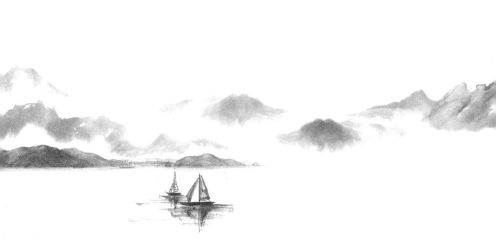

总 纲

望以目察，闻以耳占，问以言审，切以指参。明斯诊道，识病根源，能合色脉，可以万全。

望 诊

五色诊病

五行五色，青赤黄白，黑复生青，如环常德。

变色大要，生克顺逆。青赤兼化，赤黄合一，黄白淡黄，黑青深碧，白黑淡黑。白青浅碧，赤白化红，青黄变绿，黑赤紫成，黑黄黧立。

天有五气，食人入鼻，藏于五藏，上华面颐，肝青心赤，脾藏色黄，肺白肾黑，五脏之常。

藏色为主，时色为客。春青夏赤，秋白冬黑，长夏四季，色黄常则，客胜主善，主胜客恶。

色脉相合，青弦赤洪，黄缓白浮，黑沉乃平。已见其色，不得其脉，得克则死，得生则生。

新病脉夺，其色不夺。久病色夺，其脉不夺。新病易已，色脉不夺。久病难治，色脉俱夺。

色见皮外，气含皮中。内光外泽，气色相融。有色无气，不病命倾。有气无色，虽困不凶。

缟裹雄黄，脾状并臻，缟裹红肺，缟裹朱心，缟裹黑赤，紫艳肾缘，缟裹蓝赤，石青属肝。

青如苍壁，不欲如蓝。赤白裹朱，虾赭死原。黑重漆炱，白羽枯盐。雄黄罗裹，黄土终难。

舌赤卷短，心官病常。肺鼻白喘，胸满喘张。肝目眦青，脾病唇黄。耳黑肾病，深浅分彰。

左颊部肝，右颊部肺，额心颏肾，鼻脾部位。部见本色，深浅病累，若见他色，按法推类。

天庭面首，阙上喉咽，阙中印堂，候肺之原。山根候心，年寿候肝，两傍候胆，脾胃鼻端。颊肾腰脐，颧下大肠，颧内小府，面王子膀。当颧候肩，颧外候臂，颧外之下，乃候手位。根傍乳膺，绳上候背，牙车下股，膝胫足位。

庭阙鼻端，高起直平。颧颊蕃蔽，大广丰隆，骨胳明显，寿享遐龄，骨胳陷弱，易受邪攻。

黄赤风热，青白主寒，青黑为痛，甚则痹挛，恍白脱血，微黑水寒，痿黄诸虚，颧赤劳缠。

视色之锐，所向部官。内走外易，外走内难。官部色脉，五病交参。上逆下顺，左右反阽。

沉浊晦暗，内久而重。浮泽明显，外新而轻。其病不甚，半泽半明。云散易治，抟聚难攻。

黑庭赤颧，出如拇指，病虽小愈，亦必卒死。唇面黑青，五官黑起，擦残汗粉，白色皆死。

善色不病，于义诚当。恶色不病，必主凶殃。五官陷弱，庭阙不张，蕃蔽卑小，不病神强。

五脏病虚实诊法

肝病善怒，面色当青，左有动气，转筋胁疼。诸风掉眩，疝病耳聋，目视𥄙𥄙，如将捕惊。

心赤善喜，舌红口干，脐上动气，心胸痛烦，健忘惊悸，怔忡不安，实狂昏冒，虚悲凄然。

脾黄善忧，当脐动气，善思食少，倦怠乏力，腹满肠鸣，痛而下利，实则身重，胀满便闭。

肺白善悲，脐右动气，洒淅寒热，咳唾喷嚏，喘呼气促，肤痛胸痹，虚则气短，不能续息。

肾黑善恐，脐下动气，腹胀肿喘，溲便不利，腰背少腹，骨痛欠气，心悬如饥，足寒厥逆。

色泽预后诊法

正病正色，为病多顺，病色交错，为病多逆。母乘子顺，子乘母逆。相克逆凶，相生顺吉。

色生于藏，各命其部。神藏于心，外候在目。光晦神短，了了神足。单失久病，双失即故。

面目之色，各有相当，交互错见，皆主身亡。面黄有救，眦红疹疡，眦黄病愈，睛黄发黄。

闭目阴病，开目病阳，朦胧热盛，时瞑䘌常。阳绝戴眼，阴脱目盲。气脱眶陷，睛定神亡。

闻　诊

声音诊病法

五色既审，五音当明。声为音本，音以声生。声之余韵，音遂以名。角徵宫商，并羽五声。

中空有窍，故肺主声。喉为声路，会厌门户。舌为声机，唇齿扇助，宽隘锐钝，厚薄之故。

舌居中发，喉音正宫，极长下浊，沉厚雄洪。开口张腭，口音商成，次长下浊，铿锵肃清。撮口唇音，极短高清，柔细透彻，尖利羽声。舌点齿音，次短高清，抑扬咏越，徵声始通。角缩舌音，条畅正中，长短高下，清浊和平。

喜心所感，忻散之声。怒心所感，忿厉之声。哀心所感，悲嘶之声。乐心所感，舒缓之声。敬心所感，正肃之声。爱心所感，温和之声。

五声之变，变则病生。肝呼而急，心笑而雄，脾歌以漫，肺哭促声，肾呻低微，色克则凶。

好言者热，懒言者寒。言壮为实，言轻为虚。言微难复，夺气可知。谵妄无伦，神明已失。

失音声重，内火外寒。疮痛而久，劳哑使然。哑风不语，虽治命难。呕歌失音，不治亦痊。

问　诊

问诊备要

声色既详，问亦当知。视其五入，以知起止。心主五臭，自入为焦，脾香肾腐，肺腥肝臊。脾主五味，自入为甘。肝酸心苦，肺辛肾咸。肾主五液，心汗肝泣，自入为唾，脾涎肺涕。

问精神盛衰

百病之常，昼安朝慧，夕加夜甚，正邪进退。潮作之时，精神为贵，不衰者实，困弱虚累。

问寒热

昼剧而热，阳旺于阳。夜剧而寒，阴旺于阴。昼剧而寒，阴上乘阳。夜剧而热，阳下陷阴。昼夜寒厥，重阴无阳。昼夜烦热，重阳无阴。昼寒夜热，阴阳交错。饮食不入，死终难却。

问饮食、二便

食多气少，火化新瘥。食少气多，胃肺两惫。喜冷有热，喜热有寒，寒热虚实，多少之间。

大便通闭，关乎虚实。无热阴结，无寒阳利。小便红白，主乎热寒，阴虚红浅，湿热白浊。

综合诊法

辨别疾病真伪方法

望以观色，问以测情。召医至榻，不盼不惊，或告之痛，并无苦容，色脉皆和，诈病欺蒙。

脉之呻吟，病者常情。摇头而言，护处必疼。三言三止，言蹇为风，咽唾呵欠，皆非病征。

色神诊法

黑色无痛，女疸肾伤，非疸血蓄，衄下后黄。面微黄黑，纹绕口角，饥瘦之容，询必噎膈。

白不脱血，脉如乱丝，问因恐怖，气下神失。乍白乍赤，脉浮气怯，羞愧神荡，有此气色。

局部诊法

眉起五色，其病在皮。营变蠕动，血脉可知。眦目筋病，唇口主肌。耳主骨病，焦枯垢泥。

发上属火，须下属水，皮毛属金，眉横属木，属土之毫，腋阴脐腹。发直如麻，毛焦死故。

阴络从经，而有常色，阳络无常，随时变色。寒多则凝，凝则黑青。热多则淖，淖则黄红。

胃之大络，名曰虚里，动左乳下，有过不及。其动应衣，宗气外泄，促结积聚，不至则死。

脉尺相应，尺寒虚泻，尺热病温，阴虚寒热。风病尺滑，痹病尺涩，尺大丰盛，尺小亏竭。

肘候腰腹，手股足端。尺外肩背，尺内膺前。掌中腹中，鱼青胃寒。寒热所在，病生热寒。

诊脐上下，上胃下肠。腹皮寒热，肠胃相当。胃喜冷饮，肠喜热汤。热无灼灼，寒无沧沧。

胃热口糜，悬心善饥。肠热利热，出黄如糜。胃寒清厥，腹胀而疼。肠寒尿白，飧泻肠鸣。

木形之人，其色必苍。身直五小，五瘦五长。多才劳心，多忧劳事。软弱曲短，一有非良。

火形赤明，小面五锐。反露偏陋，神清主贵。重气轻财，少信多虑。好动心急，最忌不配。

土形之状，黄亮五圆。五实五厚，五短责全。面圆头大，厚腹股肩。容人有信，行缓心安。

金形洁白，五正五方。五朝五润，偏削败亡。居处静悍，行廉性刚。为吏威肃，兼小无伤。

水形紫润，面肥不平。五肥五嫩，五秀五清。流动摇身，常不敬畏。内欺外恭，粗浊主废。

贵乎相得，最忌相胜。形胜色微，色胜形重。至胜时年，加感则病。年忌七九，犹宜惧恐。

形有强弱，内有脆坚。强者难犯，弱者易干。肥食少痰，最怕如绵。瘦食多火，著骨难全。

形色脉结合预后辨别法

形气已脱，脉调犹死。形气不足，脉调可医。形盛脉小，少气休治；形衰脉大，多气死期。

颈痛喘疾，目裹肿水，面肿风水，足肿石水。手肿至腕，足肿至踝，面肿至项，阳虚可嗟。

头倾视深，背曲肩随。坐则腰痿，转摇迟回，行则偻俯，立则振掉，形神将夺，筋骨尫颓。

脉 诊

脉诊原理及方法

脉为血府，百体贯通。寸口动脉，大会朝宗。

诊人之脉，高骨上取，因何名关，界乎寸尺。

至鱼一寸，至泽一尺，因此命名，阳寸阴尺。

右寸肺胸，左寸心膻。右关脾胃，左肝膈胆。三部三焦，两尺两肾。左小膀胱，右大肠认。

命门属肾，生气之原。人无两尺，必死不痊。

关脉一分，右食左风。右为气口，左为人迎。

脉有七诊，曰浮中沉。上竟下竟，左右推寻。

男左大顺，女右大宜。男尺恒虚，女尺恒实。

又有三部，曰天地人。部各有三，九候名焉。额颊耳前，寸口歧锐。下足三阴，肝肾脾胃。

寸口大会，五十合经。不满其动，无气必凶。更加疏数，止还不能。短死岁内，期定难生。

五脏本脉，各有所管。心浮大散，肺浮涩短，肝沉弦长，肾沉滑软。从容而和，脾中迟缓。

四时平脉，缓而和匀，春弦夏洪，秋毛冬沉。

太过实强，病生于外。不及虚微，病生于内。

饮食劳倦，诊在右关，有力为实，无力虚看。

凡诊病脉，平旦为准，虚静宁神，调息细审。

常见病理脉象特点

一呼一吸，合为一息。脉来四至，平和之则。五至无疴，闰以太息。三至为迟，迟则为冷。六至为数，数则热证。转迟转冷，转数转热。

迟数既明，浮沉须别。浮沉迟数，辨内外因。外因于天，内因于人。天有阴阳，风雨晦明。人喜忧怒，思悲恐惊。

浮沉已辨，滑涩当明。涩为血滞，滑为气壅。

浮脉皮脉，沉脉筋骨，肌肉候中，部位统属。

浮无力濡，沉无力弱，沉极力牢，浮极力革。

三部有力，其名曰实。三部无力，其名曰虚。

三部无力，按之且小，似有似无，微脉可考。

三部无力，按之且大，涣漫不收，散脉可察。

惟中无力，其名曰芤。推筋着骨，伏脉可求。

三至为迟，六至为数。

四至为缓，七至疾脉。

缓止曰结，数止曰促。凡此之诊，皆统至数。动而中止，不能自还，至数不乖，代则难痊。

形状如珠，滑溜不定。往来涩滞，涩脉可证。

弦细端直，且劲曰弦。紧比弦粗，劲左右弹。

来盛去衰，洪脉名显。大则宽阔，小则细减。

如豆乱动，不移约约。长则迢迢，短则缩缩。

常见脉象的临床意义

浮阳主表，风淫六气。有力表实，无力表虚。浮迟表冷，浮缓风湿。浮濡伤暑，浮散虚极。浮洪阳盛，浮大阳实。浮细气少，浮涩血虚。浮数风热，浮紧风寒。浮弦风饮，浮滑风痰。

沉阴主里，七情气食。沉大里实，沉小里虚。沉迟里冷，沉缓里湿。沉紧冷痛，沉数热极。沉涩痹气，沉滑痰食。沉伏闭郁，沉弦饮疾。

濡阳虚病，弱阴虚疾，微主诸虚，散为虚剧。

革伤精血，半产带崩。牢疝癥瘕，心腹寒疼。

虚主诸虚，实主诸实，芤主失血，随见可知。

迟寒主藏，阴冷相干，有力寒痛，无力虚寒。

数热主腑，数细阴伤。有力实热，无力虚疮。

缓湿脾胃，坚大湿壅。促为阳郁，结则阴凝。

代则气乏，跌打闷绝，夺气痛疮，女胎三月。

滑司痰病，关主食风。寸候吐逆，尺便血脓。

涩虚湿痹，尺精血伤，寸汗津竭，关膈液亡。

弦关主饮，木侮脾经。寸弦头痛，尺弦腹疼。

紧主寒痛，洪是火伤。动主痛热，崩汗惊狂。

长则气治，短则气病，细则气衰，大则病进。

脉之主病，有宜不宜，阴阳顺逆，吉凶可推。

常见病证脉证顺逆

中风之脉，却喜浮迟，坚大急疾，其凶可知。

伤寒热病，脉喜浮洪。沉微涩小，证反必凶。汗后脉静，身凉则安；汗后脉躁，热甚必难。阳证见阴，命必危殆；阴证见阳，虽困无害。

劳倦伤脾，脉当虚弱，自汗脉躁，死不可却。

疟脉自弦，弦迟多寒，弦数多热，代散则难。

泄泻下利，沉小滑弱，实大浮数，发热则恶。

呕吐反胃，浮滑者昌，沉数细涩，结肠者亡。

霍乱之候，脉代勿讶，舌卷囊缩，厥伏可嗟。

嗽脉多浮，浮濡易治，沉伏而紧，死期将至。

喘息抬肩，浮滑是顺，沉涩肢寒，切为逆证。

火热之症，洪数为宜，微弱无神，根本脱离。

骨蒸发热，脉数而虚，热而涩小，必殒其躯。

劳极诸虚，浮软微弱，土败双弦，火炎细数。

失血诸证，脉必见芤，缓小可喜，数大堪忧。

蓄血在中，牢大却宜，沉涩而微，速愈者稀。

三消之脉，数大者生，细微短涩，应手堪惊。

小便淋闭，鼻色必黄，实大可疗，涩小知亡。

癫乃重阴，狂乃重阳，浮洪吉象，沉急凶殃。

痫宜浮缓，沉小急实，但弦无胃，必死不失。

心腹之痛，其类有九，细迟速愈，浮大延久。

疝属肝病，脉必弦急，牢急者生，弱急者死。

黄疸湿热，洪数便宜，不妨浮大，微涩难医。

肿胀之脉，浮大洪实，细而沉微，岐黄无术。

五脏为积，六腑为聚，实强可生，沉细难愈。

中恶腹胀，紧细乃生，浮大为何？邪气已深。

鬼祟之脉，左右不齐，乍大乍小，乍数乍迟。

痈疽未溃，洪大脉宜，及其已溃，洪大最忌。

肺痈已成，寸数而实。肺痿之证，数而无力。痈痿色白，脉宜短涩，数大相逢，气损血失。肠痈实热，滑数相宜，沉细无根，其死可期。

诊女人脉

妇人有子，阴搏阳别，少阴动甚，其胎已结。滑疾而散，胎必三月，按之不散，五月可别。左男右女，孕乳是主。女腹如箕，男腹如釜。

欲产离经，新产小缓，实弦牢大，其凶不免。

真脏脉

经脉病脉，业已昭详，将绝之形，更当度量。

心绝之脉，如操带钩，转豆躁疾，一日可忧。

肝绝之脉，循刃责责，新张弓弦，死在八日。

脾绝雀啄，又问屋漏，复怀水流，四日无救。

肺绝维何？如风吹毛，毛羽中肤，三日而号。

肾绝伊何？发如夺索，辟辟弹石，四日而作。

命脉将绝，鱼翔虾游，至如涌泉，莫可挽留。

反关脉

脉有反关，动在臂后，别由列缺，不干证候。

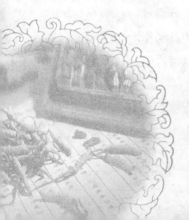

参考书目

1. 朱文峰.朱文峰中医诊法学讲课实录.北京：中国中医药出版社，2013.

2. 李灿东，吴承玉.中医诊断学.北京：中国中医药出版社，2012.

3. 陈家旭.中医诊断学.北京：人民卫生出版社，2012.

4. 黎敬波，马力.中医临床常见症状术语规范.北京：中国医药科技出版社，2008.

5. 朱文峰.中医诊断学.北京：中国中医药出版社，2007.

6. 邓铁涛.实用中医诊断学.北京：人民卫生出版社，2004.

7. 何任.医宗金鉴·四诊心法要诀白话解.北京：人民卫生出版社，2005.

8. 郭霭春.黄帝内经素问校注语译.贵阳：贵州教育出版社，2010.